L'Index d'Anabolisme:

Manuel de nutrition et de supplémentation optimisées

David Barr

Crédits

Corédacteurs : David S. Lounsbury M.Sc. (Sciences de l'exercice)

Jeffrey D. Urdank

Rédactrice associée : Sabrina A. Barr

Graphisme : Kevin Worley

Traduit de l'anglais par Simon Lacouline

Publication F.Lepine Publishing
ISBN 978-0-9810613-4-4

Avis

Le contenu de ce livre doit être considéré comme des exemples de pratiques alimentaires et de supplémentation. L'information représente une synthèse de plusieurs recherches, mais son interprétation devrait être considérée comme l'opinion de quelqu'un de passionné par le *fitness* et la nutrition, constamment à la poursuite de l'amélioration physique et mentale. Ce livre n'est cependant pas une prescription. Les protocoles exposés sont destinés à être utilisés par des individus sains, ayant préalablement consulté un médecin. Ainsi, l'auteur n'assume aucune responsabilité pour tout dommage ou blessure pouvant découler de l'application de l'information contenue ici, incluant, mais non limité à : défaillance physique ou mentale, productivité réduite, échec lors de tests de dopage, problèmes légaux (certains suppléments pouvant être illégaux dans certains pays), ou mort.

Conflits d'intérêts : Aucun.

L'auteur n'a aucun intérêt financier pour quelque supplément que ce soit et n'est affilié à aucune compagnie.

TABLE DES MATIERES

8

UN

Préface

*« Ils pouvaient être manipulés afin qu'ils puissent croire les violations de la réalité
les plus flagrantes, parce qu'ils n'ont jamais réellement compris en totalité
l'énormité de ce qui leur était demandé, et n'étaient pas suffisamment intéressés
aux événements publics pour se rendre compte de ce qui se passait.
… Ils gobaient simplement tout… »*
- George Orwell, 1984

Acquisition de la connaissance :
La section la plus importante

« Je sais. »
— Han Solo, Épisode V

Tout en conduisant vers la maison avec mon partenaire d'entraînement Kevin, nous avons parlé de la Corée du Nord. Au cours de notre discussion, j'ai parlé de Séoul (Corée du Sud) ainsi que du fait que j'avais récemment lu que c'était maintenant la ville la plus populeuse du monde. Sans hésiter, Kevin m'informa que j'étais dans le tort et commença immédiatement à me réciter la liste des villes qui étaient véritablement les plus populeuses.

Je fus grandement surpris de constater qu'il venait de rejeter de facto ce que j'avais lu en faveur de ce que lui avait lu. Aucune information ne fut préalablement observée. Il ne s'est pas interrogé sur ma source, ni la sienne, et ne s'est pas attardé à la sémantique de ce que pouvait vouloir dire « ville ». Sans autre révérence, il avait raison et j'avais tort. Il a commis l'erreur de prendre l'information qu'il avait acquise et de la transmettre comme étant la sienne, tout en étiquetant l'information de ma source comme étant mienne. Soudain, ce que nous avions lu devint nos propres opinions, et les termes du combat étaient établis.

Évidemment, s'il avait fait des recherches sur ce sujet et s'il avait pu citer des données provenant de l'Organisation Mondiale de la Santé, l'enjeu aurait été différent, mais il ne s'agissait somme toute que de deux mecs qui bavardaient après un entraînement de jambes. Il avait lu quelque chose tout comme moi, et aucune autre recherche ne fut faite pour déterminer quels faits reflétaient le plus adéquatement la réalité.

En termes simples, nous avions tous deux trébuché sur une information, mais nous en étions venus à croire qu'il n'existait aucune autre possibilité, sans fournir quelque justification que ce soit (la nature humaine est une excuse, non pas une justification). Il s'agit là d'une situation dangereuse parce que non seulement cela nuit à l'apprentissage, mais contribue également à propager de l'information incorrecte.

Nous vivons à l'ère de l'information, nous pouvons avoir accès à une quantité d'information pour ainsi dire illimitée. La façon dont nous acquérons, analysons et comprenons cette information est d'une importance capitale, maintenant plus que jamais. Si nous pouvons commencer à considérer nos sources, et à comprendre la différence entre la subjectivité et l'objectivité, nous aurons fait de grands pas en avant.

Évaluer l'information

L'objectif de tout ceci est qu'il se trouve dans ce livre de l'information qui ira sans doute à l'encontre de certaines croyances préalables. Au lieu de rejeter en bloc cette nouvelle information parce qu'elle ne correspond pas à ce que nous croyions au préalable (comme nous le faisons souvent), il est très important de considérer toute l'information pour sa valeur inhérente et poursuivre à partir de là.

Par exemple :

1) Qu'est-ce que la source qui présente l'information a à gagner de la présentation de ces données ?

2) Quel est le curriculum de la source ? A-t-elle écrit plusieurs articles innovateurs, solides et objectifs sur le sujet, ou a-t-elle une réputation douteuse ?

3) Quelles évidences viennent supporter ses affirmations ? En a-t-elle [NOTE : Ceci devient difficile parce qu'il est devenu pratique courante de ne présenter que l'information supportant une thèse précise, ou de présenter des données provenant d'autres sources non qualifiées.]

4) Il est également important de nous interroger sur nos propres motivations parce qu'après tout, nous sommes humains et avons nos propres idées préconçues. Si nous pouvons reconnaître une opinion pour laquelle notre désir de croire est plus grand, alors ceci peut venir teinter la totalité de notre objectivité lorsque nous analysons une information.

Bien que cette section puisse présenter de l'information qui peut aller au-delà du contenu traditionnel d'un livre sur l'entraînement musculaire, la beauté de la chose est qu'il s'agit là de la section qui peut s'appliquer à tous les aspects de la vie (d'où le titre : La section la plus importante).

Note : Le conflit interne entre une opinion préalablement considérée comme vraie et l'évidence contraire est appelé dissonance cognitive, et se manifeste habituellement par la colère. Lorsque nous parvenons à dépasser ce stade, nous augmentons nos chances d'être objectif, mais même dans de telles circonstances, analyser une information est un processus, non pas un événement.

[Si vous êtes intéressé, certaines sources listent Séoul comme étant la ville la plus populeuse, mais UNIQUEMENT lorsque seuls les habitants à l'intérieur des limites de la ville sont considérés, ce qui semble ne pas être représentatif d'une véritable population.]

Une note brève (mais importante) à propos des statistiques

*« Il existe trois types de mensonges : les mensonges
les maudits mensonges et les statistiques. »*
— Benjamin Disraeli

Nous sommes pour la plupart habitués aux statistiques et leurs applications quotidiennes. Par exemple, « 3 personnes sur 4 adorent le chocolat » ou « 92 % des lecteurs de l'Index d'Anabolisme ont un Q.I. supérieur à 120 », mais lorsqu'il est question d'études scientifiques, nous percevons les statistiques comme la science mathématique utilisée afin d'analyser des données.

Pourquoi devrais-je être concerné ?

Tout simplement parce qu'il s'agit là de la base sur laquelle se fonde tout le processus de validation de l'information. Ce n'est qu'une question de nombres et d'analyse subséquente.

Afin de déterminer si le résultat d'une étude est vrai, les analyses statistiques doivent démontrer que le résultat en question est dû à 95 % à l'intervention plutôt qu'à la simple chance. Par exemple, supposons que nous tentions de savoir si le supplément X a un véritable impact sur la croissance musculaire. Un groupe utilisera le supplément en question (groupe A) et un autre groupe (groupe B) utilisera un placebo (substance inerte).

À la fin de l'étude, le groupe A à gagné en moyenne 3 livres de plus que le groupe B. Cela semble bien intéressant, mais est-ce que les résultats sont statistiquement importants ? Autrement dit, est-ce qu'il peut être démontré mathématiquement que la différence entre les deux résultats est de moins de 5%, découlant probablement du hasard ? (C'est énorme !) Si la réponse est non, alors les résultats seront considérés invalides malgré la différence de 3 livres !

Et s'il n'y avait qu'une seule personne dans chaque groupe? Il est alors bien plus probable que le hasard a joué un rôle puisque la réponse génétique entre deux individus peut être assez grande. Cela dit, et si nous avons 1000 personnes dans chaque groupe et que le résultat est toujours de 3 livres ? Alors, les résultats ont de bien plus grandes chances d'être tributaires du supplément en question, puisque les différences génétiques et environnementales seraient aplanies à cause du très grand nombre de sujets.

Le constat de tout ceci est que même avec le plus grand soin et le plus grand respect pour les recherches, il demeure tout de même un élément de subjectivité lors de l'interprétation des données scientifiques. C'est pourquoi les études doivent toujours être analysées avec grands soins, et les dogmes complètement évités. Certains individus vivent et meurent sous cette règle du 95%, ratant ainsi des informations potentiellement utiles découlant de certaines recherches. D'un autre côté, d'autres sont tout simplement peu soucieux de ce qu'ils croient et gobent n'importe quoi sans quelque ligne directrice que ce soit.

Il est important de garder tout ceci à l'esprit en analysant quelque information que ce soit.

Note: Les statistiques font chier (mais sont un mal nécessaire).

DEUX

Introduction

«Je crois que nous devons entretenir sans cesse nos opinions avec un certain doute. Je ne devrais pas souhaiter que les gens croient de façon dogmatique à quelque philosophie que ce soit, pas même la mienne.»
-Bertrand Russell

Retirer le maximum de ce manuel

De prime abord, ceci peut sembler être une section inutile puisque la plupart des livres d'instructions sont écrits avec l'attente que les lecteurs vont appliquer l'information dans sa totalité, sans variantes. Par contre, s'il est une leçon importante que j'ai apprise après des années à travailler avec les gens, aucun programme ne fonctionne pour tout le monde. Cela est dû évidemment aux différences génétiques, mais encore plus importantes pour notre cause sont les différences psychologiques.

Par exemple, la majorité de mes clients tireraient avantage de faire des *squats* — en fait, cet exercice pourrait bien être considéré comme idéal. Mais le problème est que la plupart des gens détestent les faire. Bien que mon ancienne philosophie aurait exigé d'eux qu'ils se plient à ce que je croyais être le meilleur pour eux, l'expérience m'a enseigné que ce genre de rigidité n'aide personne.

En fait, dans mes jeunes années, j'ai rapidement découvert que lorsque je n'étais pas là, plusieurs clients substituaient d'autres exercices aux *squats*. Certains finissaient même par aller vers d'autres entraîneurs qui les aidaient à avoir du plaisir à l'entraînement, alors que d'autres finissaient par tout abandonner. Tout cela parce que je croyais que comme j'étais un dur, il fallait que les autres suivent mes traces. Mais je n'étais pas un dur, j'étais dogmatique, et il m'a fallu un certain temps avant de réaliser qu'il était préférable pour les gens de faire quelque chose, même si ce n'était pas optimal, plutôt que d'abandonner parce que je les avais forcés à faire quelque chose qu'ils n'aimaient pas.

Comment cela s'applique

Le point de tout ceci est que ce livre ne devrait pas contenir de choses à faire « absolument ». Bien qu'il contienne un plan idéalisé pour la croissance musculaire et la récupération, je ne m'attends pas à ce que tous suivent chaque suggestion à la lettre — et certainement pas tout à la fois. Il est essentiel que vous déterminiez ce que vous aimez et que vous l'utilisiez. Évidemment, je vous encourage fortement à considérer toute l'information présentée, mais ne conservez que ce que vous aimez et ne vous préoccupez pas du reste (temporairement du moins) plutôt que de rejeter la totalité du plan simplement parce qu'une ou deux parties ne conviennent pas à vos préférences.

Prenez votre temps et amusez-vous. Vous avez tout le temps voulu pour expérimenter et avoir du plaisir. Si vous aimez quelque chose, tant mieux ! Sinon, mettez l'information de côté et revenez-y le mois suivant, ou même l'année suivante. Il n'y a pas de limite de temps. Ensuite, choisissez la prochaine section que vous souhaitez essayer et allez-y !

L'Homme qui sauva le monde

« Il est préférable de mériter des honneurs et de ne pas les recevoir que de les recevoir sans les mériter. »
--Mark Twain

Certains d'entres-vous me connaissent comme le mec qui travaillait pour la NASA. Certains me connaissent comme un expert en suppléments sportifs. D'autres me connaissent comme un entraîneur, alors que certains autres n'ont aucune idée qui je suis. Eh bien, pour remettre les pendules à l'heure, je vais vous dire qui je suis : comme le mentionne le sous-titre, je suis l'homme qui sauva le monde. Du moins, c'est ainsi que je croyais être perçu, mais mon optimisme prétentieux et mon enthousiasme débridé sont peut-être légèrement prématurés.

Le tout débuta avec ma première revue scientifique et objective de l'acide aminé glutamine. Dans cet article, je dénonçais le mythe de la supplémentation en glutamine aux fins d'améliorations physiques ou athlétiques, et à ma connaissance, j'étais le premier à le faire de façon exhaustive. Évidemment, j'ai cru que cela me mènerait à la gloire, la fortune et à un flot incessant de « Mercis ! » provenant de fans en délire pour avoir épargné des centaines de dollars grâce à mon travail. Hey, des défilés de majorettes sous une pluie de confettis n'étaient pas à exclure du tableau !

Dure réalité

En fait, ce que j'ai reçu furent quelques lettres enragées provenant de gens qui ne voulaient pas composer avec la réalité, ainsi qu'une grosse cible, directement sur ma tête, gracieuseté de l'industrie des suppléments, qui à fait des pieds et des mains pour convaincre leurs légions de moutons que j'avais tort (une tâche malheureusement bien facile à accomplir compte tenu de l'absence de raison ou d'évidence). Oubliez les défilés, j'ai à peine eu un « merci ». Sans perdre ma foi, je passais donc à mon prochain projet, et cette fois, j'étais convaincu que j'allais changer le monde.

Au lieu de m'attaquer à des dogmes bien enracinés et de montrer aux gens ce qui ne fonctionnait pas, j'allais plutôt être positif et montrer aux gens qui qui fonctionnait. De plus, j'allais soutenir mes propos avec des évidences scientifiques directes, non pas des théories ou des estimations. Le plus beau dans tout ça était que j'allais prendre le Saint-Graal de la nutrition sportive et l'*améliorer* !

Plus précisément, j'allais montrer aux gens comment <u>doubler</u> leur croissance musculaire et leur récupération avec un repas postentraînement !

Bon, d'accord. En fait, cette idée fondée sur la science n'allait pas changer le monde, mais pour moi, cette discipline de recherche appliquée *était* mon univers entier, et les implications étaient phénoménales. Donc, lorsque j'ai présenté cette information, comment l'appliquer ainsi que plusieurs autres petits trucs scientifiques *cools*, je fus un peu surpris de la réaction, ou plutôt du *manque* de réaction. Ce n'était pas réellement négatif, mais encore une fois ce n'était pas vraiment digne de mention non plus. Des mots comme « bien », « intéressant » et « hey, j'ai faim » sont à la base des réponses dégonflantes que j'ai reçues.

Repenser le pouvoir

Je suis donc retourné à ma planche à dessin. J'ai constaté que cette information était réellement trop importante et utile pour que les gens l'ignorent; le problème devait plutôt dépendre de ma façon de la transmettre. En d'autres mots, les gens ne comprenaient tout simplement pas ce que j'essayais réellement de dire. C'est parfait, la science est après tout un langage difficile, et cette discipline pointue de la biochimie de la nutrition peut donner du fil à retordre même à un PhD. J'ai donc refondu l'information et y ai même ajouté encore plus de trucs pour améliorer la croissance musculaire et la récupération et l'ai lancé dans l'arène afin que le public puisse dévorer le tout. Résultat ? Rien. Pas de dédain, mais plutôt de l'apathie.

C'est alors que j'ai su que quelque chose n'allait vraiment pas. Non seulement j'avais présenté quelque chose de révolutionnaire de façon différente, mais j'avais en plus ajouté de l'information qui aurait dû provoquer un ras de marée de gratitude.

Un autre son de cloche

D'accord, je suis un peu mélodramatique. Je ne suis pas un maniaque et je n'ai jamais prétendu mériter la gloire, ni la fortune, ni une armada de fans simplement pour avoir écrit quelques articles. Mais en considérant le temps et les efforts que les gens investissent afin d'atteindre leurs objectifs, en plus de l'argent qu'ils gaspillent sur des suppléments inutiles, j'ai réellement cru qu'il y aurait une réaction plus positive envers de l'information supportée directement par la science. Tous sont convaincus que les repas postentraînement sont cruciaux pour optimiser ses résultats et atteindre ses buts, alors si je peux présenter une manière de rendre cette pierre angulaire encore plus efficace, il y aurait sûrement une certaine réaction positive.

Bien que le message ait été saisi par plusieurs, et qu'il est bien établi que les repas postentraînement peuvent avoir un effet supérieur à ceux consommés après l'entraînement (sans rien enlever aux repas postentraînement), la difficulté à traduire le langage crypté de la science en termes compréhensibles et applicables demeure un véritable défi. Considérant la quantité incroyable d'information disponible, il devait y avoir une manière plus facile de faire passer le message.

C'est ici que l'Index d'Anabolisme fait son entrée

L'Index d'Anabolisme est une simple quantification des effets qu'un supplément, une drogue ou une pratique diététique peut avoir sur la croissance musculaire et la récupération. En d'autres mots, un chiffre est attribué à ces éléments afin de déterminer à quel point ils affectent notre corps, un peu comme une échelle. Par exemple, quelque chose ayant un très grand impact sur les muscles recevra un pointage élevé, alors que quelque chose n'ayant qu'un impact mineur recevra un pointage faible, voire nul. Il existe même des choses pouvant nuire à la croissance musculaire et à la récupération, et celles-ci reçoivent un score négatif.

L'objectif ultime de ce manuel est non seulement de vous montrer quelles sont les meilleures pratiques, à quel point elles sont supérieures à d'autres pratiques, etc., mais également de vous montrer comment minimiser les agents ayant un ou des effets négatifs, afin de vous assurer d'utiliser le meilleur Score de l'Index d'Anabolisme possible, et subséquemment bénéficier des meilleurs résultats possible. En maximisant votre potentiel anabolisant, vous remarquerez une augmentation de la croissance musculaire, de la récupération et de la performance.

Il est temps de commencer.

De quelle façon est déterminé le Score de l'Index d'Anabolisme ?

« La chose importante est de ne pas cesser de questionner.
La curiosité possède ses propres raisons d'exister. »
-Albert Einstein

Afin de pouvoir attribuer des scores à l'Index d'Anabolisme, la littérature scientifique est analysée et directement appliquée. Par exemple, des données scientifiques démontrant une augmentation de masse corporelle sont utilisées afin de déterminer les scores. Cette dérivation objective assure que les opinions subjectives, comme celles se trouvant sur les forums de culturisme, ou celles entendues au gym, sont grandement (pas toujours) ignorées. En termes clairs, cela signifie que les opinions de gars comme Johnny Bravo (sévissant sous le pseudonyme de Muscle_Blasta72), qui « sait » que son mélange spécial de vitamines et minéraux le « pompe en malade » n'ont pas vraiment leur place ici.

Cela ne signifie pas que les opinions subjectives sont complètement ignorées, mais que leur valeur est toujours mesurée aux données solides (voir l'effet placebo pour plus d'information). En fait, des données provenant de nombreux clients et athlètes sont également utilisées afin d'établir la « finition » requise afin de faire les recommandations les plus valides possible.

Aucun dogme provenant de la littérature scientifique ne devrait être accepté, mais les environnements contrôlés dans lesquels les études sont menées procurent de l'information objective bien plus fiable que celle obtenue des expériences subjectives d'un seul individu.

Et à propos des suppléments ?

Pendant trop longtemps nous avons été victimes de l'industrie des suppléments don't l'objectif est de vendre des produits à tout prix. Jamais auparavant ne se trouvait d'industrie basée sur les mensonges et fausses promesses dont les «victimes» trop consentantes oublient les échecs et supplient pour le prochain veau d'or.

Pensez-y un peu, on nous à promis pendant des dizaines d'années que nous aurons des super suppléments, mais qu'avons-nous qui ai réellement passé le test du temps ? La créatine et les poudres de protéines. Cela après que des douzaines, si ce n'est des centaines, de produits nous aient été lancés au visage. Avec un tel manque de résultat, comment se fait-il que l'industrie des suppléments est maintenant plus en santé que jamais ?

Si l'industrie automobile américaine avait un taux de succès de 2 %, ce qui est approximativement le score de l'industrie de la supplémentation sportive, l'économie du pays serait sur le point de s'écrouler et il y aurait des émeutes dans les rues. Personne n'achèterait ces voitures, il faudrait être de parfaits imbéciles pour le faire !

Mais nous voici maintenant avec l'industrie des suppléments plus prospère que jamais. Même après avoir été échaudés, plusieurs croient aux mensonges sans poser de questions, et personne ne dénonce les compagnies qui les ont déçus. Même la plupart des rédacteurs, qui vendent la majorité des suppléments au moyen d'articles, ne font rien pour corriger la situation, car les magazines pour lesquels ils écrivent vendent soit de la publicité ou encore des produits. Il s'agit d'un cercle vicieux qui ne cessera que lorsque suffisamment de gens se tiendront debout.

Nous avons déjà été témoins des bénéfices de tels gestes lorsque, suite à la « demande » populaire, les manufacturiers d'un supplément protéiné très connu ont choisi de se retirer l'ingrédient potentiellement dangereux « Créatoxine » (glycocyamine) de leur produit. Ce n'est là que le début.

En lisant ce manuel, vous faites le premier pas de responsabilité personnelle en prenant le temps d'en apprendre davantage sur ce que vous allez peut-être ingérer.

Étude de cas: Nous

Il est tout à fait étonnant que nous (incluant moi-même) puissions développer un attachement émotif à l'idée qu'un supplément ou qu'une technique en particulier puisse fonctionner. Si quelqu'un se pointe en nous présentant des données solides à l'effet que notre produit ou technique bien aimé ne fonctionne pas comme nous l'avions espéré, il est naturel que nous nous sentions un peu inconfortable et de résister quelque peu à cette nouvelle information. C'est la nature humaine (souvenez-vous de la dissonance cognitive).

L'élégance de l'Index d'Anabolisme ne réside pas uniquement dans la simplicité du système de pointage, mais également dans le fait qu'il soit à la fois fluide et objectif.

Il va sans dire que même si les idées générales sous-jacentes à l'Index d'Anabolisme sont solides, les scores spécifiques sont sans cesse raffinées. Ce type d'adaptation ainsi que le manque absolu de dogme sont cruciaux afin de développer un standard durable par lequel les produits et techniques sont évalués.

Tout aussi importants sont les moyens objectifs grâce auxquels l'Index d'Anabolisme peut être établi. En étudiant la littérature scientifique ainsi que les réponses mesurées, et en étudiant scrupuleusement les opinions subjectives, nous éliminons bien des devinettes et ouï-dire associés à nos propres opinions subjectives. Puisqu'aucun dogme ne se trouve ici, la véritable beauté de la chose est que nous vous encourageons à former vos propres opinions.

Par exemple, notre ami Johnny Bravo (un ado de 16 ans avec tout un mois d'expérience d'entraînement) n'est pas d'accord avec le fait que les sétrols de plantes n'ont aucun impact réel sur la croissance musculaire. C'est parfait, il n'est pas obligé de se conformer ! Ce manuel présente simplement les évidences disponibles sans tenter de vous convaincre de quoi que ce soit.

Focalisation conceptuelle

Bien qu'il puisse être facile d'être absorbé par les nombres de l'Échelle de l'Index d'Anabolisme, je ne peux souligner suffisamment le fait que ce sont les <u>concepts</u> sous-jacents qui devraient mériter notre attention. Les nombres servent simplement à quantifier — une référence facile à suivre à partir de laquelle les concepts peuvent être appliqués de la meilleure façon qui soit.

TROIS

Bases importantes

Cette section contient en grande partie l'information que vous pourriez trouver dans n'importe quel autre livre sur la nutrition. Comme le titre l'indique, cela peut être rudimentaire pour certains, mais est tout de même essentiel à la compréhension des principes fondamentaux et de comment la nourriture peut vous bénéficier. Ce sont également les bases de l'Index d'Anabolisme.

Calories et Nutriments

Qu'est-ce qu'une calorie au juste?

Une calorie est simplement une unité d'énergie que nous utilisons pour parler de la prise alimentaire. Par exemple, si vous avez mangé 3000 calories aujourd'hui, vous avez simplement ajouté 3000 de ces unités d'énergie à votre corps. Notre corps peut utiliser cette énergie pour n'importe laquelle des milliards de réactions qui se produisent en vous à l'instant même où vous lisez ces lignes. L'exercice «brûle des calories», ce qui signifie qu'il faut de l'énergie pour que votre corps puisse bouger, et que les unités d'énergie sont utilisées pour mesurer la quantité d'énergie dépensée. En général, si nous consommons davantage d'énergie que nous utilisons, notre corps peut l'emmagasiner (sous forme de gras et de muscle), ou simplement la convertir en chaleur (ce qui se produit chez les gens qui semblent pouvoir manger à peu près n'importe quoi sans engraisser).

Les calories existent sous forme de nourriture, plus précisément sous forme de macronutriments : gras, glucides et protéines. C'est en grande partie ce dernier nutriment qui est dans le point de mire de l'Index d'Anabolisme bien que les rôles que jouent les glucides et les gras sont exposés plus loin dans ce livre.

Note: Seuls les macronutriments fournissent de l'énergie. Quantitativement, ils fournissent 4, 4 et 9 calories par grammes pour les protéines, glucides et gras respectivement. L'alcool procure 7 calories par grammes, mais il ne s'agit pas d'un nutriment.

Glucides

Ce macronutriment, également connu sous le nom d'hydrates de carbone*, est notre principale source d'énergie contenu dans la nourriture. Les types de glucides incluent les féculents, les sucres et les fibres.

Dans l'Index d'Anabolisme, le fait que les glucides soient utilisés pour renflouer les réserves de glycogène revêt une importance marginale, comparativement au rôle des protéines. Non pas que les glucides ne soient pas importants après l'entraînement ainsi que pour la récupération, mais plutôt parce qu'ils jouent un rôle dans l'assimilation des protéines ingérées pour optimiser nos résultats. En d'autres termes, en nous efforçant de maximiser les effets positifs des protéines, nous allons également maximiser les effets positifs des glucides sans devoir leur accorder une attention particulière.

---

*Compte tenu de la configuration chimique des glucides : carbone, hydrogène et oxygène, respectivement.

Gras

Également connu sous le nom de lipides, ce nutriment a reçu une mauvaise presse au cours des quelques dernières décennies à cause de sa grande densité calorique. Cela signifie que comparativement aux glucides et aux protéines, les gras procurent plus du double d'énergie par gramme. On les retrouve dans tous les aliments, surtout les viandes et les noix, mais les huiles représentent leur forme la plus pure.

Les gras ingérés sont utilisés pour la protection et l'isolation de nos organes ainsi que nos cellules nerveuses, emmagasinés en tant que réserves d'énergie (c'est-à-dire le gras corporel), et forment une grande partie de nos membranes cellulaires. Une discussion sur la façon d'utiliser ce nutriment se trouve plus loin dans ce manuel.

Acides aminés et protéines

Tout au long de ce manuel, les termes acides aminés et protéines sont utilisés régulièrement, mais que sont-ils au juste ? La protéine est un macronutriment dérivé surtout de sources animales, qui aide à construire et réparer les tissus corporels. Différentes sources de protéines contiennent différents types de molécules de protéine ou différentes <u>protéines</u> (par exemple, les deux principales protéines contenues dans le lait son le lactosérum et la caséine), mais elles sont largement fractionnées en acides aminés. Si une protéine se compare à une maison, les acides aminés sont comme les briques utilisées pour la construire. En d'autres mots, ce sont les petites molécules qui composent une protéine.

NOTE: Par souci de simplicité, les acides aminés et les protéines seront utilisés ici de manière interchangeable (sauf sur avis contraire).

Digestion essentielle

La digestion de la protéine consiste à prendre une protéine (comme un hamburger) et de la fractionner en ses composantes de base (les acides aminés). Ce processus se fait largement dans le petit intestin, qui est également l'endroit où les acides aminés sont subséquemment absorbés et entrent dans la circulation sanguine. Ensuite, notre corps utilise ces acides aminés pour fabriquer les différentes protéines dont notre corps à besoin.

Par exemple, si nous provoquons des micro-dommages à nos biceps au cours d'un entraînement (ce qui est en fait l'objectif d'un entraînement en hypertrophie), notre corps le remarque et signale aux biceps de prendre des acides aminés à partir de la circulation sanguine afin de se réparer – même de devenir plus gros — afin de mieux résister à des dommages futurs.

Pour résumer ce processus :

1) La protéine est consommée
2) La protéine est dégradée en acides aminés
3) Les acides aminés sont absorbés dans la circulation sanguine
4) Les acides aminés sont utilisés par les différents tissus du corps

Le lien avec l'Index d'Anabolisme

Afin d'être plus précis avec l'Index d'Anabolisme, nous porterons notre attention sur la reconstruction des muscles endommagés. À titre de rappel, ce dommage musculaire agit comme un signal afin que les acides aminés soient retirés de la circulation sanguine par les cellules musculaires afin qu'elles puissent former de nouvelles protéines. Évidemment, ces nouvelles protéines sont fabriquées non seulement pour réparer les tissus endommagés, mais aussi pour les rendre plus gros et plus forts qu'auparavant; ce processus est connu sous le nom de synthèse protéique et constitue une partie du fondement de l'Index d'Anabolisme.

NOTE : La croissance musculaire, la reconstruction et la récupération sont toutes reliées à la synthèse protéique et, pour les besoins de notre discussion, ces termes seront utilisés de manière interchangeable (sauf sur avis contraire).

Point important : La synthèse protéique est l'objectif universel

Si vous lisez ce manuel, alors vous souhaitez stimuler la synthèse protéique (même si vous ne le saviez pas). Chaque fois que vous fréquentez le *gym*, la piste ou le terrain, vous stimulez la synthèse protéique – puisqu'elle ne se produit pas qu'avec les muscles, mais également avec nos cellules nerveuses ! Ainsi, même si vous ne vous entraînez que pour améliorer votre force ou votre vitesse, vous recherchez la synthèse protéique. Il est intéressant de noter que si la perte de tissus adipeux est votre objectif, vous devez également stimuler la synthèse protéique afin de conserver votre tissu musculaire puisque le corps tentera de diminuer sa consommation d'énergie.

Anabolisme : Synthèse de la protéine

Plusieurs d'entre nous savent que la façon la plus commune de stimuler la synthèse protéique est de s'entraîner, mais il ne s'agit là que d'une façon. Un autre stimulateur de récupération musculaire agit sous l'influence des hormones anabolisantes. Les hormones ne sont que des molécules sécrétées par notre corps et qui émettent des signaux, et nous en avons des douzaines en circulation jour et nuit. La testostérone, l'insuline, l'hormone de croissance et l'IGF-1 sont connues en tant qu'hormones anabolisantes car elles stimulent la croissance et la reconstruction des tissus corporels. Le terme anabolisant fait simplement référence à un processus métabolique consommant de l'énergie (par exemple, la croissance musculaire).

NOTE : Pour les besoins de notre discussion, le terme synthèse protéique fait référence spécifiquement à ce processus qui à lieu dans nos muscles squelettiques, non pas dans les autres tissus.

Bien que les hormones anabolisantes puissent avoir un énorme impact sur la grosseur et la force d'un muscle, leurs niveaux se doivent d'être élevés, et ce, pendant une période de temps prolongée. Tenter de stimuler de manière aigüe (ou de « pointer ») une hormone anabolisante ne produira probablement pas un grand effet sur la performance et la croissance. Évidemment, utiliser des sources externes d'hormones (tels les stéroïdes anabolisants) constitue une toute autre solution, puisque cette pratique utilise des concentrations plutôt élevées de ces substances sur de très longues périodes.

Composantes nécessaires

Afin d'illustrer davantage le rôle des hormones, il est important de mentionner qu'un muscle étiré et entraîné peut stimuler la synthèse protéique même en l'absence totale d'hormones anabolisantes. C'est que l'entraînement lui-même est un stimulateur de croissance et de réparation musculaire. Évidemment, augmenter les niveaux d'hormones anabolisantes peut nous aider à atteindre nos objectifs et cela est souhaitable, bien que nous ne devrions pas y accorder trop d'importance. La raison est que nous savons que notre capacité à manipuler nos hormones de manière intentionnelle est plutôt limitée comparativement à ce que nous pouvons arriver à faire en optimisant notre biochimie au moyen de la nutrition.

Point important: Une manipulation hormonale aigue n'à que des applications limitée compte tenu de la résistance de notre corps à te tels changements. Bien que c'était une excellente idée, il y a plus d'une décennie, nous avons progressé depuis lors dans l'ère de la biochimie diététique, qui est une méthode bien plus efficace aux fins d'optimisation.

L'analogie de l'édifice

Afin de comprendre le processus de croissance et récupération musculaire, nous n'avons qu'à regarder un chantier de construction pour voir tous les joueurs à l'œuvre. La construction d'un muscle est très similaire à la construction d'une maison; nous avons besoin de matériaux de construction, d'un patron pour diriger l'opération et des ouvriers pour faire le travail. Souvenez-vous que l'objectif est de bâtir un muscle plus gros et plus fort.

Besoins :

1. **Matérieux de construction**
2. **Patron et ouvriers**

Afin de poursuivre l'analogie, si nous devions représenter les matériaux de construction par un élément quelconque, il est clair que la protéine est le matériel de choix. Nous savons qu'il est important de disposer de suffisamment de protéine afin de fournir à notre corps autant de matériaux de construction dont il a besoin pour la croissance et la récupération (voir la section FAQ I intitulée : « De quelle quantité de protéine avons-nous besoin ? » pour plus d'information). Souvenez-vous de la section sur la digestion, notre corps fragmente les protéines afin de finalement les utiliser pour recomposer de nouvelles protéines (entre autres choses).

Comment déclenchons-nous le signal qui enclanche la croissance et la récupération ? La réponse évidente est l'entraînement en résistance. En entraînant les muscles, nous plaçons un stress sur notre corps, qui à son tour répond en renforçant les muscles et en les rendant plus gros.

Si on assemble ces pièces ensemble, cela nous donne :

1. **Matériaux de construction = Protéines**
2. **Patron et ouvriers = Entraînement en résistance**

Nous pourrions argumenter que les hormones ont également un rôle ici, mais celles-ci aident plutôt la croissance musculaire à s'effectuer plutôt que de la stimuler directement. Ceci signifie que sans entraînement en résistance comme stimulus, les hormones anabolisantes sont plutôt inefficaces.

NOTE: Les effets de la manipulation hormonale endogène, qui est le sujet de notre discussion, sont grandement différents de ceux que procure l'administration d'hormones exogènes.

Vieille mentalité

Cette analogie peut être simple et peut sembler utile, mais pour les besoins de notre discussion, elle est plutôt vétuste. Le nouveau raisonnement à la base de l'Index d'Anabolisme stipule que les manipulations diététiques peuvent optimiser notre biochimie de manière à produire un autre stimulus pour l'anabolisme, et il ne s'agit là que de la première clef de l'Index d'Anabolisme.

Catabolisme :
Dégradation de la protéine

Avant de discuter des clefs de l'Index d'Anabolisme, une brève explication du catabolisme est de mise. Je peux vous assurer que lorsque nous allons entamer la pièce de résistance de ce manuel, les choses vont aller à un train d'enfer, et cette discussion vous sera très utile.

Frapper le mur du catabolisme

Nous aurons un bon départ si nous optimisons l'anabolisme, mais nous ne sommes pas réellement à notre potentiel maximal pour la croissance et la récupération. Si nous ne considérons que l'anabolisme, alors nous n'avons que la moitié de l'équation, et ainsi nous ne pourrions développer que la moitié de notre <u>potentiel anabolisant</u>. Comme vous le savez probablement déjà, le Yin du Yang anabolisant est la dégradation musculaire, c'est-à-dire le catabolisme. En comprenant comment à la fois maximiser l'anabolisme et minimiser le catabolisme, nous nous assurons d'optimiser nos résultats.

Afin de comprendre en totalité ce complexe anabolisme/catabolisme, nous utiliserons l'analogie de la construction d'un mur. Notre objectif est de construire le mur le plus long possible, aussi rapidement que possible. Le hic est qu'il y a sans cesse des gens dont l'objectif est, au contraire, de le démonter afin de récupérer les précieux matériaux de construction. Dans des circonstances normales, les ouvriers affairés à construire le mur travaillent aussi rapidement que ceux qui le démolissent ; or la longueur du mur demeure inchangée.

De toutes évidence, si nous souhaitons allonger notre mur, nous n'avons qu'à augmenter la vitesse à laquelle le mur est bâti. Ceci règlera sans doute notre problème, mais il existe une autre façon d'aborder la situation. Même si nous n'accélérons pas la construction du mur, nous pouvons tout de même allonger notre mur en ralentissant le travail de ceux qui le démolissent !

Un exemple concret

Prenons un exemple concret. Supposons que les ouvriers qui construisent le mur arrivent à ajouter 10 pieds par jour quotidiennement, et que le groupe qui le démolit le fait à raison de 10 pieds quotidiennement. Si rien ne vient perturber cet équilibre, la longueur du mur ne changerait jamais, puisque 10 pieds moins 10 pieds égalent un gain net de zéro pied. Maintenant, si nous augmentons la vitesse de construction à 15 pieds par jour, alors le gain net sera de 5 pieds par jour. De façon similaire, si nous conservons la vitesse de construction de notre mur à 10 pieds par jour, mais que nous ralentissons sa démolition à seulement 5 pieds par jour, notre gain net sera encore de 5 pieds par jour (10 pieds d'ajoutés moins 5 pieds démolis = gain net de 5 pieds).

En regardant le plan original, vous vous souviendrez peut-être que l'objectif n'est pas simplement d'ajouter à la longueur du mur, mais de le faire aussi rapidement que possible. Ceci peut être accompli non seulement en augmentant la vitesse à laquelle le mur est construit, mais également en ralentissant sa démolition. En utilisant les mêmes chiffres que précédemment : 15 pieds ajoutés chaque jour, mois 5 pieds démolis chaque jour = un gain net de 10 pieds chaque jour. Il est clair que la combinaison de ces deux pratiques est la façon optimale de parvenir à notre objectif le plus rapidement possible.

Le processus à l'oeuvre dans cet exemple du mur n'est pas sans rappeler celui qui se produit à l'intérieur du muscle, qui passe lui aussi par des périodes de construction et de démolition, et ce, sur une base régulière. L'entraînement en résistance augmente beaucoup la vitesse à laquelle le mur se démoli et se reconstruit, mais la reconstruction se produit à plus grande amplitude puisque le muscle fini par croître – si les conditions sont adéquates.

La démolition et le sexe

Vous avez sans aucun doute entendu parler de l'accroissement musculaire en stimulant l'anabolisme, mais la partie « catabolisme » de l'équation a été pour ainsi dire presque totalement ignorée.

1) Intuition. Lorsque nous souhaitons construire quelque chose il va de soi de simplement y ajouter des matériaux. L'idée d'en ralentir la démolition ne vient pas immédiatement à l'esprit.

2) Pas très sexy. Le concept d'augmenter l'anabolisme est positif, facilement concevable et tout simplement sexy. L'anticatabolisme n'est rien de tout ça.

3) Trop peu/trop facile. Comparativement à la stimulation de l'anabolisme, il n'existe que quelques manières de ralentir la dégradation musculaire (malgré ce que vous pouvez lire dans les magazines de culturisme). De plus, c'est presque trop facile à faire, et pour certaines raisons étranges, les méthodes et techniques les plus compliquées ont énormément plus de sex-appeal.

Malgré tout ceci, il est important de comprendre que l'anticatabolisme est tout aussi important de que l'anabolisme lorsque vient le temps de maximiser la croissance musculaire et la récupération. Voici pourquoi nous avons la **clef No.3** de l'Index d'Anabolisme.

Point important : Éliminer le catabolisme est tout aussi important que de maximiser l'anabolisme, mais jusqu'à présent, nous disposons davantage de façons de manipuler ce dernier.

QUATRE

La FAQ I de la protéine

« Les faits changent, mais pas mon opinion. »
-Stephen Colbert

1. De quelle quantité de protéine avons-nous besoin ?

Les répercussions découlant de la réponse à cette seule question sont telles qu'il faut y consacrer une section entière – puisque c'est la réponse à cette question qui nous a tous ralentis pendant aussi longtemps, et c'est cette nouvelle conclusion qui fera toute la différence.

La question est posée depuis des décennies, mais en grande partie, la réponse n'a pas tellement évolué depuis les années 80. Le dogme classique en culturisme nous dicte qu'un gramme de protéine par livre de poids corporel doit être consommé pour une croissance musculaire optimale. En comparaison, le dogme classique en science stipule que seulement 0,8 g/kg est requis chaque jour par l'individu moyen – ce qui est près *du tiers* de l'autre recommandation !

Il est clair que ces suggestions sont mutuellement exclusives, alors comment peuvent-elles exister simultanément ? Plus important encore, comment peuvent-elles exister toutes deux avec autant de partisans ? Eh bien, les deux camps ont leurs propres évidences : les culturistes comptent beaucoup d'hommes MASSIFS pour prouver leur point, alors que les chercheurs ont d'innombrables études (et de gros cerveaux) pour prouver le leur.

Lavage de cerveau : une rue à double sens

Le choc de ces idées m'a frappé de plein fouet alors que j'assistais à un séminaire donné par l'expert (de l'époque) sur la croissance musculaire et l'entraînement en résistance. J'étais très excité de le rencontrer, puisqu'étant issu du milieu culturiste, ce sont ses travaux que j'avais d'abord étudiés. Qui plus est, il était un ami de mon mentor académique, alors j'étais certain d'avoir la chance de lui parler et d'apprendre les « secrets » bien gardés de l'hypertrophie.

Mais quelque chose manquait à sa présentation. Non seulement n'a-t-il rien révélé de nouveau à propos de l'entraînement en hypertrophie, mais il semblait carrément contre l'industrie en général (une position que j'allais comprendre après un bon bout de temps). Afin d'illustrer ceci, il focalisa son discours sur les culturistes et leur apport protéique exorbitant. Jusqu'à ce jour, je me souviens encore de l'une de ses diapositives, qui représentait un cerveau que l'on brosse – sa représentation brillante d'un lavage de cerveau. Bien que cela était quelque peu amusant et a tiré une réaction de la foule, j'étais pour ainsi dire complètement offensé. Après tout, j'étais, *moi-même*, l'une de ces personnes de qui il parlait ! J'étais, *moi-même*, l'une de ces personnes qui avaient gobé le dogme des magazines de culturisme. Mais j'étais également le mec le plus massif de toute l'assistance... Hmmm...

La vieille réponse

Ainsi donc, de quelle quantité de protéine avons-nous réellement besoin, nous les individus qui nous entraînons en résistance ? Sans se perdre dans les données techniques inutiles, il semble clair qu'une consommation de 1,7 g de protéine par kg de poids corporel (0.8g/lb) est parfaitement adéquate pour la croissance musculaire. En fait, l'étude la plus souvent citée démontre que de consommer 1,4 g/kg procure les mêmes bénéfices que d'en consommer 2,4 g/kg. Cette étude supporte des valeurs peut-être inférieures à celles dont vous vous attendiez puisqu'elle fut menée avec des athlètes entraînés comme sujets (ce qui est plus applicable à la plupart d'entre-nous), alors que la majorité des autres études ont utilisé des sujets non entraînés.

Les gens non entraînés supportent très mal la protéine, et ont ainsi un besoin plus grand pour celle-ci compte tenu du nouveau stimulus que leur procure l'entraînement en résistance. Une fois que notre organisme s'habitue à l'entraînement, notre biochimie devient plus efficace à composer avec l'absorption de protéine, sans compter que nous ne provoquons pas autant de stress pendant l'entraînement – ainsi, nous avons besoin de moins de protéine lorsque nous sommes habitués à l'entraînement.

Vieille question. Vieille réponse

L'information ci-dessus ne plaît pas vraiment aux culturistes. En fait, il semble y avoir un sentiment généralisé voulant qu'il existe une conspiration scientifique orchestrée afin de réduire la consommation de protéines pour que nous finissions tous par ressembler à des athlètes d'endurance. Ceci peut découler du fait que les culturistes sont plutôt conservateurs quant à leurs pratiques, ils sont quelque peu dogmatiques, et plutôt réfractaires aux idées qu'ils n'aiment pas – même lorsque placés en face de l'évidence contraire. Hey, je le constate chaque fois que je fais une revue d'un supplément.

Ainsi donc, si vous n'aimez pas la réponse, il se peut que nous ne posions pas la bonne question. Peut-être serait-il donc préférable alors de se demander ce qui est *optimal* ?

Nouvelle question. Nouvelle réponse

Donc, si nous posons ensuite la question « Quelle quantité de protéine est optimale ? », nous aurons une réponse bien différente, parce que la protéine ne devrait pas être considérée uniquement du point de vue de la croissance musculaire, mais plutôt de la performance et de la composition corporelle en général.

Cela signifie que bien que les études traditionnelles sur les protéines ont simplement mesuré la croissance musculaire, il existe d'autres bénéfices à consommer une diète élevée en protéine. Par exemple, lorsque consommée à l'excès, c'est le macronutriment qui à le moins de chance d'être convertie et emmagasiné sous forme de gras corporel. Non pas que vous ne pouvez pas engraisser par un excès de protéine, mais cela est beaucoup moins probable que si vous abusiez des glucides ou des gras.

De plus, les protéines requièrent énormément d'énergie pour être digérées. Cela signifie que le corps brûle davantage de calories lorsque de la protéine est ingérée comparativement aux glucides et aux gras. Encore une fois, les avantages de la surconsommation de protéines afin d'éviter l'accumulation de graisse sont évidents. Nous verrons plus tard dans ce manuel qu'un excès de calorie est requis pour optimiser la croissance musculaire, et que la protéine est le nutriment de choix.

Bien qu'il existe plusieurs avantages à la surconsommation de protéine, cela est accompagné d'un effet secondaire. Heureusement, je vais vous expliquer comment composer avec.

L'excès de protéine : le revers de la médaille

Un apport plus élevé de protéine provoque une dégradation accrue de protéine chez les athlètes entraînés sans augmentation de l'utilisation ou de l'emmagasinage de cette protéine dans le muscle. Cela signifie que de consommer trop de protéine placerait un léger stress sur notre organisme, qui prendrait les moyens d'augmenter la dégradation de la protéine ainsi que son excrétion. Ce type de mécanisme de régulation se produit pour la plupart des processus dans notre corps afin de préserver l'équilibre, c'est-à-dire l'homéostasie. La bonne nouvelle est que nous pouvons composer avec cela, et « l'antidote » est justement la **clef No.3** de l'Index d'Anabolisme.

Note: Nous avons découvert au cours des quelques dernières années que les athlètes requièrent moins de glucides que nous le croyions auparavant, et qu'ils peuvent fonctionner de façon optimale avec des diètes plus élevées en protéines.

Le prochain niveau

Maintenant que nous avons révisé toute l'information et demandé la bonne question, le terrain de jeu vient de changer une fois de plus – mais ne craignez rien, c'est une très bonne chose.

Apparemment sortie de nulle part, une étude relativement peu connue démontre que la supplémentation en protéine aide la croissance musculaire. Vous n'en avez peut-être pas entendu parlé puisqu'elle est souvent étiquetée comme une étude sur la créatine, autrement les compagnies de suppléments s'en seraient servi à outrance.

Comme pour prouver qu'il ne s'agissait pas d'un coup de chance, une série d'études récentes ont été menées pour démontrer que l'augmentation de la consommation de protéine se solde par une croissance musculaire améliorée. Mais si cette histoire a été résolue il y a une quinzaine d'années, par quoi peut-on expliquer ce nouvel élan de données ? En bref : la protéine de lactosérum (ou *whey*, en anglais).

Cette information est suffisamment excitante qu'elle sert de composante majeure à la **clef No.4** de l'Index d'Anabolisme.

Note : Pour les débutants, il semble que l'excès de calories, sans égard au type de nutriment qui est à sa source, est plus important que l'apport général en protéine. Donc, si vous vous trouvez dans cette catégorie, soyez concerné par les calories, pas uniquement les protéines.

Application pratique

Avec cette nouvelle information, nous devons déterminer la façon d'agencer le tout afin d'atteindre nos objectifs. Cela est expliqué dans les sections suivantes, et les pièces du puzzle sont réunies dans la section « Assembler le tout ».

Références sélectionnées

Position of the American Dietetic Association, Dietitians of Canada, and the American College of Sports Medicine: Nutrition and athletic performance. J Am Diet Assoc. 2000 Dec;100(12):1543-56

Burke DG, Chilibeck PD, Davidson KS, Candow DG, Farthing J, Smith-Palmer T.
The effect of whey protein supplementation with and without creatine monohydrate combined with resistance training on lean tissue mass and muscle strength. Int J Sport Nutr Exerc Metab. 2001 Sep;11(3):349-64

Fielding RA, Parkington J. What are the dietary protein requirements of physically active individuals? New evidence on the effects of exercise on protein utilization during post-exercise recovery. Nutr Clin Care. 2002 Jul-Aug;5(4):191-6

Lemon PW. Protein and amino acid needs of the strength athlete. Int J Sport Nutr. 1991 Jun;1(2):127-45 Sports Med. 1991 Nov;12(5):313-25

Lemon PW, Proctor DN. Protein intake and athletic performance.

Phillips SM. Protein requirements and supplementation in strength sports. Nutrition. 2004 Jul-Aug;20(7-8):689-95

Phillips SM, Hartman JW, Wilkinson SB. Dietary protein to support anabolism with resistance exercise in young men. J Am Coll Nutr. 2005 Apr;24(2):134S-139S

Phillips SM. Dietary protein for athletes: from requirements to metabolic advantage. Appl Physiol Nutr Metab. 2006 Dec;31(6):647-54

Tipton KD, Wolfe RR. Protein and amino acids for athletes. J Sports Sci. 2004 Jan;22(1):65-79

Tipton KD, Witard OC Protein requirements and recommendations for athletes: relevance of ivory tower arguments for practical recommendations. Clin Sports Med. 2007 Jan;26(1):17-36

2. La protéine: À quel point est-elle sécuritaire?

« Si mes réponse vous font peur, vous devez cessez de me poser des questions effrayantes. »
-Jules Winfield, Pulp Fiction

L'un des sujets les plus chaud et les plus discuté parmi les athlètes, entraîneurs, diététistes et même chez les parents, les réponses à cette question sont devenues floues et confondantes. Bien qu'aucun dogme ne devrait être accepté, nous devons avoir une évaluation claire de la science et de la réponse que nous pouvons tous utiliser.

Protéine : Pas aussi sécuritaire que vous le souhaiteriez

Saviez-vous que les diètes à teneur élevée en protéine peuvent être dangereuses pour plus de 10% des gens qui les utilisent ? Ouais, j'étais surpris également, mais si nous pouvons passer le mot, nous pourrons faire quelque chose à ce sujet.

En grande partie, la consommation de protéine ne semble pas foncièrement dommageable pour la majorité de la population. Le problème réside chez ceux qui ont des problèmes rénaux, même mineurs (c'est-à-dire, une dysfonction rénale ou une insuffisance rénale). Vous vous dites « Tout va bien, je n'ai pas de problèmes de reins. » Eh bien, peut-être en avez-vous.

En fait, la véritable question est que pratiquement tous ceux qui ont une légère dysfonction rénale n'en sont même pas conscients ! Cette condition est grandement asymptomatique jusqu'à plus tard dans la vie, ou après un stress s'échelonnant sur une longue période – après que bien des dommages aient déjà été faits.

Qu'est-ce que cela signifie?

Cela signifie que plus de 10 % des gens qui lisent ce manuel ont peut-être des problèmes rénaux sans le savoir. Comprenez-moi bien, je n'essaie pas d'alarmer qui que ce soit en disant que les diètes à haute teneur en protéines vont vous tuer, mais simplement d'élever votre niveau de conscience au dommage potentiel si vous ne vous assurez pas ne pas avoir de problèmes de reins. Une simple analyse d'urine devrait faire l'affaire, mais assurez-vous de consulter votre médecin pour plus d'information.

Pour le reste d'entre nous (oui, j'ai été testé), la recherche indique qu'il n'y à pas de contre-indication à consommer des diètes élevées en protéines – ou du moins pour des périodes de quelques mois.

Risque augmenté

Bien que je ne considère pas les risques comme étant « majeurs », subjectivement parlant, nous devrions connaître les situations dans lesquelles ils pourraient être plus grands. Par exemple, nous savons qu'il y a un plus grand risque de formation de pierres aux reins chez les hommes ayant un surplus de poids qui consomment de grandes quantités de viandes. Bien que les données associant les pierres aux reins à la consommation de protéine demeurent plutôt non concluantes, le risque ci-dessus est à surveiller. De façon similaire, des études menées auprès de centaines de femmes ont démontré que la viande posait un risque plus grand chez celles ayant une dysfonction rénale comparativement aux protéines laitières ou végétales. Naturellement, tout cela vaut la peine d'être discuté avec votre médecin.

Les culturistes

Les rats de *gym* sont reconnus pour leur consommation élevée de protéines pouvant aller jusqu'à 2-3g/lb, et ce, sur des périodes prolongées. Malheureusement, la quantité la plus élevée à avoir été étudiée était de 1.3g/lb pendant plusieurs mois, bien que la recherche suggère que les fonctions rénales puissent s'adapter de façon positive pour supporter ces grandes quantités (un peu comme nos muscles s'adaptent à l'entraînement en résistance). Les diètes à forte teneur en protéine qui ont été étudiées traditionnellement pouvaient utiliser *la moitié* des quantités habituellement consommées par les athlètes de force, donc, comme c'est habituellement le cas, d'autres études sont requises avant de statuer sur quoi que ce soit de façon plus catégorique.

Enfin, il est de croyance populaire qu'un apport plus élevé en protéine pose un problème en ce qui a trait à notre niveau d'hydratation, c'est-à-dire la quantité d'eau dont notre corps à besoin. Bien que ce mythe ait été largement démoli dans une étude récente, la plupart d'entre nous pourraient quand même bénéficier de quelques verres d'eau supplémentaires quotidiens (voir la section sur l'eau pour plus d'information).

NOTE: Plusieurs d'entres-vous qui lisez ce manuel se supplémentent en créatine, qui semble augmenter les besoins en eau.

Note: En tout et pour tout, les diètes à forte teneur en protéine semblent sécuritaires et procurent de nombreux bénéfices comparativement aux diètes à forte teneur en glucide ou en gras.

Références sélectionnées

Brandle E, Sieberth HG, Hautmann RE. Effect of chronic dietary protein intake on the renal function in healthy subjects. Eur J Clin Nutr. 1996 Nov;50(11):734-40.

Friedman AN High-protein diets: potential effects on the kidney in renal health and disease. Am J Kidney Dis. 2004 Dec;44(6):950-62

Knight EL, Stampfer MJ, Hankinson SE, Spiegelman D, Curhan GC. The impact of protein intake on renal function decline in women with normal renal function or mild renal insufficiency. Ann Intern Med. 2003 Mar 18;138(6):460-7

Martin WF, Armstrong LE, Rodriguez NR. Dietary protein intake and renal function. Nutr Metab (Lond). 2005 Sep 20;2:25.

Martin WF, Cerundolo LH, Pikosky MA, Gaine PC, Maresh CM, Armstrong LE, Bolster DR, Rodriguez NR. 2006 Effects of dietary protein intake on Indexs of hydration. J Am Diet Assoc. 2006 Apr;106(4):587-9.

Jacques R. Poortmans; Olivier Dellalieux Do Regular High Protein Diets Have Potential Health Risks on Kidney Function in Athletes? . Int J Sport Nutr. Vol. 10, Iss. 1 2000

Taylor EN, Stampfer MJ, Curhan GC. Dietary factors and the risk of incident kidney stones in men: new insights after 14 years of follow-up. J Am Soc Nephrol. 2004 Dec;15(12):3225-32

CINQ

Les 5 clefs de l'Index d'Anabolisme

« Trois minutes. Nous y voici – Ground Zero.
Aimeriez-vous dire quelque chose pour l'occasion ? »
-Tyler Durden, Fight Club

Clef No.1
Le potentiel de la protéine

Il y à fort à parier que vous consommez déjà suffisamment de matériaux de construction (protéine) et que vous vous entraînez, nous avons donc toutes les pièces du casse-tête, vrai ? Eh bien, peut-être pas, puisque l'une des clés de l'Index d'Anabolisme est que l'ingestion de protéine peut stimuler directement la synthèse protéique, même en l'absence d'entraînement en résistance.

Le retour de l'analogie

Vous vous souvenez de notre analogie du muscle/édifice ? En reprenant cette comparaison, même si le patron (entraînement en résistance) ne dit pas à nos muscles de se réparer et de se construire, il existe un autre patron potentiel qui peut intervenir pour le faire !

Cela signifie que la protéine peut être utilisée non seulement comme matériau de construction, mais également comme stimulateur de la synthèse protéique. D'un point de vue de l'évolution, cela n'est pas dénué de sens parce qu'en présence de grandes quantités de protéine, notre corps tente d'emmagasiner ce nutriment pour les périodes où il pourrait y avoir une pénurie. Ce qui est encore plus génial est qu'il est impossible de bâtir du muscle sans les matériaux (même avec un programme d'entraînement parfait), mais vous pouvez le faire en utilisant la protéine de façon adéquate.

Application synergique

Est-ce que cela signifie que nous pouvons devenir massifs en restant assis et en mangeant des hamburgers à cœur de journées ? Eh bien oui, si par « massif » nous entendons gras, mais un « massif » musclé et défini ? Non. Il existe quelques raisons qui expliquent cela ; la plus évidente étant que le fait de manger de la protéine, même en utilisant l'Index d'Anabolisme, fonctionne de concert avec l'entraînement en résistance. En fait, c'est là l'application de la première clef de l'Index d'Anabolisme ; combiner l'apport alimentaire adéquat à un entraînement approprié procurera un effet synergiste entre les deux signaux anabolisants (les « patrons ») afin d'optimiser la croissance musculaire et la récupération.

Pourquoi manger de la protéine ne suffit pas

Tel que présenté dans la section précédente, il existe une autre raison pour laquelle manger de grandes quantités de protéines ne fera pas de vous quelqu'un de musclé et défini, malgré la tendance naturelle des acides aminés à stimuler la synthèse protéique. En fait, ceci est intuitif puisqu'il est établi que de simplement manger davantage de protéine ne se soldera pas par une masse musculaire accrue.

Ceci est dû à un processus que nous connaissons tous appelé accommodation. Bien que le terme puisse être nouveau pour vous, le concept ne l'est pas : l'accommodation est le processus par lequel notre corps devient habitué à quelque chose. Par exemple, combien de temps après avoir enfilé une montre à votre poignet ne la remarquiez-vous plus ? La montre est toujours là, elle touche toujours à votre peau, mais votre cerveau ne reçoit plus, ou n'émets plus, de signal à cet effet.

La résistance à la protéine

L'accommodation se produit pour chacun de nos six sens, mais elle se produit également lorsque nous consommons continuellement de la protéine. Dans ce cas, l'accommodation nutritionnelle se produit lorsque notre corps « s'habitue » à la protéine et affaiblit le signal anabolisant. De cette accommodation, suite à la prise de protéine, découle un état indésirable connu sous le nom de résistance à la protéine.

La mauvaise nouvelle est que la résistance à la protéine se produit chaque fois que nous consommons un repas de protéine solide. Compte tenu du fait que la digestion et l'absorption sont relativement lentes, les acides aminés entrent dans la circulation au compte-goutte. Ceci équivaut à une ligne plate pour les acides aminés – on peut comparer cela à une mort clinique de la synthèse protéique.

NOTE : la résistance à la protéine se produit immédiatement après un entraînement, une période que l'on pourrait appeler « panne postentraînement », ou période stérile suivant l'entraînement, dont il est question dans la section sur l'optimisation de la nutrition postentraînement et dans celle des mythes sur l'anabolisme.

La bonne nouvelle est que 1) la ligne plate des acides aminés permet tout de même un effet anticatabolisant (voir **clef No.3**), et 2) maintenant que nous sommes conscients de ce facteur limitant, nous pourrons mieux la gérer et la contourner – et maintenir la croissance musculaire aussi longtemps que possible. En fait, c'est ce que nous faisons chaque fois que nous consommons une boisson composée de protéine de lactosérum (*whey*) après un entraînement. Cette ingestion de protéine rapidement absorbable fournit des poussées à nos niveaux (sanguins) d'acides aminés, ce qui signale à notre corps de ré enclencher le signal anabolisant. Il est intéressant de remarquer la tendance suivante : tant que notre corps reçoit des niveaux croissants d'acides aminés, le signal anabolisant persiste et la résistance à la protéine est ainsi évitée.

NOTE : Après la période stérile postentraînement, il semble y avoir une période de **sensibilité à la protéine**, de sorte que la résistance à la protéine et l'accommodation sont mises en veilleuse pour un moment. Cela signifie que c'est un moment de choix pour la réparation et la croissance musculaire.

Références sélectionnées

Bohé J, Low JF, Wolfe RR, Rennie MJ. Latency and duration of stimulation of human muscle protein synthesis during continuous infusion of amino acids. J Physiol. 2001 Apr 15;532(Pt 2):575-9

Børsheim E, Tipton KD, Wolf SE, Wolfe RR. Essential amino acids and muscle protein recovery from resistance exercise. Am J Physiol Endocrinol Metab. 2002 Oct;283(4):E648-57

Koopman R, Wagenmakers AJ, Manders RJ, Zorenc AH, Senden JM, Gorselink M, Keizer HA, van Loon LJ. Combined ingestion of protein and free leucine with carbohydrate increases postexercise muscle protein synthesis in vivo in male subjects. Am J Physiol Endocrinol Metab. 2005 Apr;288(4):E645-53

Rasmussen BB, Tipton KD, Miller SL, Wolf SE, Wolfe RR. An oral essential amino acid-carbohydrate supplement enhances muscle protein anabolism after resistance exercise. J Appl Physiol. 2000 Feb;88(2):386-92

Rennie MJ, Bohé J, Wolfe RR. Latency, duration and dose response relationships of amino acid effects on human muscle protein synthesis. J Nutr. 2002 Oct;132(10):3225S-7S

Clef No.2
Apport protéique pulsatoire

L'application avancée du potentiel protéique est la seconde clef de l'Index d'Anabolisme. En employant cette technique, nous sommes capables d'optimiser l'anabolisme d'une manière jamais utilisée auparavant.

Pointes de protéine

La clef précédente mentionne qu'il est possible de stimuler l'anabolisme en augmentant les niveaux d'acides aminés sanguins. En parallèle, plus cette augmentation se produit rapidement, plus grande sera la stimulation de la croissance musculaire. Cela signifie que si nous pouvons pointer rapidement (ou créer des « pulsions ») d'acides aminés, nous optimiserons l'hypertrophie.

Les particularités des protéines pulsatoires

Afin de faire pointer nos niveaux de protéine, nous avons besoin d'une protéine qui soit absorbée rapidement. Devoir composer avec une digestion trop lente retardera l'entrée des acides aminés dans les intestins et subséquemment, dans la circulation sanguine, ce qui retarde inévitablement la réponse d'hypertrophie. Cela signifie que l'hydrolysat de lactosérum est idéal pour cette tâche. Comme il est expliqué plus en détail dans la revue du lactosérum, le lactosérum hydrolysé est fractionné (fragmenté en petites fractions) de manière à devenir un lot de petites chaînes d'acides aminés, plutôt que des protéines. Cela signifie qu'ils seront absorbés bien plus rapidement que d'autres types de protéines.

De plus, l'isolat de lactosérum, bien que n'étant pas fragmenté de manière idéale, sera suffisant en tant que protéine de vitesse moyenne pour subvenir à la majorité de nos besoins de pulsation de protéine. Les isolats sont plus faciles à obtenir et à utiliser.

Timing

Comme nous avons appris au cours de la dernière décennie, le moment de la prise alimentaire est critique pour optimiser notre biochimie, performance et composition corporelle. En nous accordant des prises de protéines pulsatoires à des moments appropriés, nous pouvons retirer le maximum de ces bénéfices.

1) Matin

Au réveil, les niveaux d'acides aminés sanguins sont bas. Ceci est plutôt inévitable, même si nous avons consommé une protéine « lente » avant d'aller au lit. Bien qu'il ne s'agisse pas là d'une situation idéale, nous pouvons en tirer le maximum par une prise d'acides aminés peu après le réveil. En fait, c'est lorsque nos niveaux sanguins d'acides aminés sont bas que notre corps répond le mieux au potentiel de la protéine et aux pointes de protéines.

2) Postentraînement

Bien que de prime abord cela puisse sembler ne pas être logique, le fait de consommer des protéines avant un entraînement est la pratique la plus anabolisante que nous connaissons à ce jour. En pointant les niveaux d'acides aminés sanguins avant l'entraînement, nous fournissons à notre corps un stimulus anabolisant qui coïncide avec celui de l'entraînement. De plus, la circulation sanguine accélérée pendant l'entraînement submergera nos muscles d'acides aminés afin de mener à des résultats plus grands qu'à la normale. Enfin, l'insuline sécrétée pendant cette période (suite à l'addition de glucides ou d'acides aminés à branches ramifiées) amplifiera l'amplitude de cet effet en augmentant l'entrée dans le sang des acides aminés et en augmentant la circulation sanguine encore davantage. Tous ces facteurs combinés procurent un effet synergiste puissant.

3) Postentraînement

Probablement l'application la plus commune de la prise de pulsatoire de protéine, la nutrition postentraînement est devenue l'un des piliers dans la stratégie nutritionnelle des athlètes avancés. Elle profite de la réponse accrue à l'insuline, de la circulation sanguine augmentée et de l'optimisation de la sensibilité aux acides aminés qui accompagnent cette période de temps. Heureusement, cette période dure bien plus longtemps que nous le croyions à l'origine, ce qui allonge la durée de la fameuse période « idéale » postentraînement à plus de 24 heures. Compte tenu de l'importance de la nutrition postentraînement, il est excitant de penser aux implications lorsque cette sensibilité aux protéines se prolonge sur une période bien plus longue que nous le croyions auparavant.

NOTE : La période suivant l'entraînement au cours de laquelle la sensibilité à la protéine est accrue ne se produit qu'après que la panne postentraînement se soit résorbée. Voir le « Mythe de l'anabolisme No.3 » pour plus d'information.

Bien que le sujet soit couvert ailleurs, il vaut la peine de mentionner ici qu'une seconde pulsation de protéine postentraînement procure des résultats identiques au premier. Cela signifie que plutôt que de ne consommer qu'un seul repas liquide postentraînement, un second <u>doublera la réponse anabolisante</u> au cours de cette période.

Point clé : La notion vétuste de la fenêtre postentraînement est maintenant remplacée par une période prolongée de sensibilité à la protéine accrue et à la tolérance aux glucides.

4) Nuit

Technique réservée uniquement aux athlètes les plus avancés, la prise alimentaire nocturne est un stimulant de l'anabolisme incroyablement puissant. En se réveillant au milieu de la nuit pour pointer les acides aminés sanguins au moyen d'une boisson de lactosérum et de caséine, une pulsation anabolisante précèdera l'effet anticatabolique additionnel procuré par la protéine plus lente. Pour plusieurs, ce type de consommation perturbe le sommeil au point que la technique devient inutilisable, mais pour ceux qui peuvent l'employer sans problème, la récompense est très appréciable.

Note :

- La protéine devrait être le seul nutriment consommé lors des prises nocturnes.

- Boire la boisson protéinée devrait se faire dans le noir afin que la lumière ne déclenche pas un état d'éveil trop prononcé (se soldant par un retour au sommeil plus difficile).

- Finalement, se réveiller naturellement (par exemple, pour aller aux toilettes) perturbe le sommeil de façon bien moindre qu'une sonnerie d'un réveille-matin. Boire davantage de liquide avant le sommeil peut initier cette pratique

Autres moments

La prise protéique pulsatoire peut être utilisée n'importe quand, bien que la pratique devienne plus compliquée en dehors des moments mentionnés ci-haut. Par exemple, la nourriture solide ralentira grandement l'entrée des acides aminés dans le sang, ce qui se traduit par une amplitude pulsatoire moindre. De plus, si l'individu est déjà saturé de protéine, le corps aura davantage tendance à simplement brûler les acides aminés plutôt que de les utiliser pour l'hypertrophie.

Références sélectionnées

Bohé J, Low JF, Wolfe RR, Rennie MJ. Latency and duration of stimulation of human muscle protein synthesis during continuous infusion of amino acids. J Physiol. 2001 Apr 15;532(Pt 2):575-9

Børsheim E, Tipton KD, Wolf SE, Wolfe RR. Essential amino acids and muscle protein recovery from resistance exercise. Am J Physiol Endocrinol Metab. 2002 Oct;283(4):E648-57

Calbet JA, MacLean DA. Plasma glucagon and insulin responses depend on the rate of appearance of amino acids after ingestion of different protein solutions in humans. J Nutr. 2002 Aug;132(8):2174-82.
Dangin M, Boirie Y, Garcia-Rodenas C, Gachon P, Fauquant J, Callier P, Ballevre O, Beaufrere B. The digestion rate of protein is an independent regulating factor of postprandial protein retention Am J Physiol Endocrinol Metab 280: E340-E348, 2001

Hawley JA, Tipton KD, Millard-Stafford ML. Promoting training adaptations through nutritional interventions. J Sports Sci. 2006 Jul;24(7):709-21

Koopman R, Wagenmakers AJ, Manders RJ, Zorenc AH, Senden JM, Gorselink M, Keizer HA, van Loon LJ. Combined ingestion of protein and free leucine with carbohydrate increases postexercise muscle protein synthesis in vivo in male subjects. Am J Physiol Endocrinol Metab. 2005 Apr;288(4):E645-53

Rennie MJ, Bohé J, Wolfe RR. Latency, duration and dose response relationships of amino acid effects on human muscle protein synthesis. J Nutr. 2002 Oct;132(10):3225S-7S

Clef No.3
Sevrage protéique

L'une des erreurs les plus coûteuses lors de tentatives d'optimiser la croissance musculaire est la privation de protéine. À première vue, cela peut ne pas sembler si problématique, mais les culturistes et les athlètes ont changé notre façon de nous alimenter de sorte que c'est maintenant devenu un facteur anabolisant crucial.

Pas si grave?

La prémisse initiale de cette idée veut que si nous sommes dans un état de jeûne protéique, alors nous n'avons simplement pas le matériel de base pour la croissance – l'implication étant que nous ne sommes pas en train de bâtir du muscle pour le court moment au cours du quel nous ne disposons pas de ce précieux nutriment.

J'ai même discuté avec certains individus qui ne réalisent pas qu'un manque de protéine équivaut à un manque de croissance. Ils n'y ont jamais réellement pensé, et croient simplement que les muscles tireront leurs matériaux de constructions de d'autres sources. La réalité est que <u>le muscle est la réserve de protéine pour le reste de notre corps</u>, et non pas l'inverse.

Dégradation = jeûne = plus rapide

Donc, si nos muscles fournissent la protéine au reste de notre corps, alors le jeûne protéique se décrit comme les périodes pendant lesquelles notre corps dépend de nos réserves musculaires de protéines pour se fournir en acides aminés. En d'autres mots, c'est le moment où notre corps dégrade le muscle à cause du manque de prise de protéine. Cette récolte d'acides aminés au dépend des muscles se produit lorsque n'importe quel autre tissu requiert des acides aminés, et certains d'entre eux semblent en avoir un appétit insatiable.

Pour contraster avec l'idée originale, un état de jeûne protéique est en fait un état de catabolisme très fort plutôt que la simple absence d'anabolisme. Heureusement pour nous, l'entraînement en résistance nous aide à mitiger le taux de dégradation de la protéine, mais comme nous allons le voir, ceci contraste directement avec l'état de catabolisme dramatique induit par une prise de protéine élevée.

Comment composer avec cela? Devrions-nous manger encore plus de protéine?

Sevrage protéique

Ironiquement, c'est notre surconsommation de protéine qui induit un jeûne protéique aussi problématique. C'est parce que notre corps s'adapte aux hauts niveaux de protéine ingérée en augmentant le taux auquel elle est dégradée. Ce n'est pas un gros problème compte tenu de tout ce qui entre par notre bouche, mais devient bien plus grave lorsque la prise alimentaire cesse.

L'essence de tout ceci est que notre corps finit par s'attendre à recevoir de grandes quantités de protéine, donc si nous en diminuons la consommation, ou pire encore, si nous la stoppons, la machinerie responsable de dégrader la protéine fonctionne toujours à toute vapeur. Si cette machinerie ne dispose pas de protéine externe à dégrader, alors elle se retourne vers ses propres muscles et les dégrade à une vitesse fulgurante – un état connu sous le nom de sevrage protéique.

Bien qu'il n'y a pas d'effet secondaire pervers outre le catabolisme musculaire accéléré, en principe, le sevrage protéique est analogue au sevrage de n'importe quelle drogue ou dépendance.

Aussi catastrophique que puisse sembler ce problème, les solutions potentielles sont simples : **1)** Consommer moins de protéine **2)** S'assurer de ne jamais diminuer notre prise protéique.

1) Protéine : Moins égale plus?

Si nous adoptons le concept de manger moins de protéine, la machinerie catabolique ne travaillera pas aussi dur et nous n'aurons pas à nous soucier autant des périodes où nous sommes en jeûne protéique. Le problème avec cette « solution » est que ces niveaux sont sous-optimaux. Nous verrons au fil des pages que des prises élevées de protéine, surtout de protéine de lactosérum, mènent à la réparation et à la croissance musculaire. Donc, de simplement manger moins de protéine n'est pas l'option à favoriser.

2) La meilleure solution

Compte tenu du fait que nous souhaitons profiter au maximum de tous les bénéfices qui découlent de la prise élevée de protéine, la meilleure solution pour éviter le sevrage protéique est de s'assurer de ne jamais se retrouver dans un état de jeûne protéique. Cela signifie que même si nous passons certaines périodes de temps sans prise de protéine, nous devons nous assurer qu'il y a toujours de la protéine en train de nourrir notre corps. Si cela vous semble contradictoire, considérez les exemples suivants pour l'application de cette clef.

La composante pratique

Il y a trois périodes au cours desquelles les gens se privent habituellement de protéine, et ce, chaque jour. En adhérant à l'idée de demeurer dans un état nourri de protéine, nous pouvons maintenir l'anabolisme et contrer le catabolisme accéléré.

1) Postentraînement : Il est commun pour les gens de se priver de nourriture avant l'entraînement. Ceci découle souvent de la croyance voulant que le gras soit brûlé plus rapidement pendant l'entraînement, alors que d'autres peuvent ressentir des nausées s'ils s'entraînent l'estomac plein. En s'appuyant sur la puissance de la nutrition postentraînement, il est clair que l'anabolisme sera amélioré et la dégradation diminuée si nous pouvons maintenir nos niveaux de protéine élevés.

Comment accomplissons-nous ceci sans nuire à nos entraînements ? Eh bien, si vous avez la nausée, vous pouvez alors consommer un peu de caséine en poudre deux heures avant l'entraînement. Vous ne sentirez absolument rien pendant l'entraînement, mais cette pratique peut tout de même aider à supporter l'anabolisme. La même procédure peut être employée par ceux qui focalisent leurs efforts sur la perte de gras *pendant* l'entraînement, bien que de ne consommer que du lactosérum avant l'entraînement est une pratique encore plus efficace.

2) Nuit : Le sommeil est la période la plus évidente au cours de laquelle nous sommes en état de jeûne protéique, et si nous ne nous faisons rien pour contrer cet état de choses, nous appuyons sur le frein de la croissance musculaire. La caséine est la meilleure option avant le sommeil, et de telles boissons sont décrites dans la section « Préparer la boisson protéinée ultime ».

3) Éveil : Il est intéressant de constater que les gens attendent de longues périodes au saut du lit avant de manger quoi que ce soit. Ceci pourrait aussi causé par la nausée, ou par une croyance que la perte de gras est accélérée pendant le jeûne.

En tant que personne qui se réveille à cause de la faim, j'ai été très surpris de découvrir que plusieurs personnes ne peuvent, ou ne veulent, manger au réveil. Pour la majorité des gens, même une mesure de lactosérum dans de l'eau est bien tolérée et peut faire des merveilles pour la croissance musculaire. Si l'envie de manger qui n'est pas au rendez-vous est causée par une lourdeur matinale (c'est mon cas), mélanger une boisson à l'avance est une excellente solution. Pour maximiser l'efficacité, elle peut même être préparée au même moment que la boisson pré-sommeil.

Note : Souvenez-vous que la plupart des protéines demeureront dans la circulation pendant plus de trois heures, alors assurez-vous de profiter de ce fait en évitant le sevrage protéique.

Références sélectionnées

Gaine PC, Pikosky MA, Bolster DR, Martin WF, Maresh CM, Rodriguez NR. Postexercise whole-body protein turnover response to three levels of protein intake. Med Sci Sports Exerc. 2007 Mar;39(3):480-6

Hall WL, Millward DJ, Long SJ, Morgan LM. Casein and whey exert different effects on plasma amino acid profiles, gastrointestinal hormone secretion and appetite. Br J Nutr. 2003 Feb;89(2):239-48

Millward DJ. Protein and amino acid requirements of adults: current controversies. Can J Appl Physiol. 2001;26 Suppl:S130-40

Millward DJ. An adaptive metabolic demand model for protein and amino acid requirements. Br J Nutr. 2003 Aug;90(2):249-60

Millward DJ. Macronutrient intakes as determinants of dietary protein and amino acid adequacy. J Nutr. 2004 Jun;134(6 Suppl):1588S-1596S

Pacy PJ, Price GM, Halliday D, Quevedo MR, Millward DJ. Nitrogen homeostasis in man: the diurnal responses of protein synthesis and degradation and amino acid oxidation to diets with increasing protein intakes. Clin Sci (Lond). 1994 Jan;86(1):103-16.

Price GM, Halliday D, Pacy PJ, Quevedo MR, Millward DJ. Nitrogen homeostasis in man: influence of protein intake on the amplitude of diurnal cycling of body nitrogen. Clin Sci (Lond). 1994 Jan;86(1):91-102

Clef No.4
Priorisation protéique

Dans ce manuel, bien que nous discutions de l'importance du *timing* ainsi que de ses applications pour la croissance musculaire, les facteurs plus généraux de la quantité et de la qualité ne peuvent pas être passés sous silence.

Quantité de qualité

Tel que mentionné dans Protéine FAQ No.1, consommer une diète composée de plus de protéine que nécessaire aidera à optimiser la composition corporelle – et tel que discuté dans FAQ No.2, cette pratique est très sécuritaire. Afin d'être plus précis quant à la quantité, nous devons parler de la qualité de la protéine.

Qualité: Le fil conducteur

Bien que plusieurs produits puissants être considérés comme des sources de protéine de haute qualité, comme le bœuf nourri au fourrage ou le saumon frais de l'Atlantique, ces produits n'ont pas tout à fait le même impact sur la croissance musculaire que la protéine de la plus haute qualité : la protéine de lactosérum.

Bien que ce supplément est revu dans une section qui lui est entièrement consacrée dans le manuel de nutrition et de supplémentation optimisées, une explication plus générale de son importance est requise ici. En termes simples, lorsqu'il est question de protéine de lactosérum, la vieille idée erronée qui stipulait que « plus vous mangez de protéine, plus vous devenez musclé » semble être *vraie*. Jusqu'à un certain point, évidemment.

Le nouveau mode de pensée

Ce qui me surprit énormément en révisant la littérature scientifique à propos de la protéine est que la majorité des études ne démontrent aucun effet quant à la croissance ou la performance musculaire suite à la consommation accrue de protéine. Mais des études plutôt récentes démontrent justement un avantage à consommer plus que les 1,4g de protéine par kilogramme de poids corporel habituel. Le point commun de ces études ? La protéine de lactosérum. Chacune d'entre elles.

Une découverte d'une telle ampleur ne peut être ignorée. Alors que nous savons que la protéine de lactosérum est la protéine de la plus haute qualité qui soit, il n'y a pas vraiment eu d'intérêt à en étudier l'application, outre peut-être son utilisation aiguë. Maintenant que sont disponibles des recherches faites sur des périodes plus longues, il semble que nous ayons enfin trouvé une protéine de qualité suffisamment élevée qui travaille en synergie avec notre biochimie afin d'améliorer la croissance musculaire.

Si cet effet se produit simplement suite à la supplémentation en protéine de lactosérum en général, imaginez quel pourrait être l'impact si toutes les clefs de l'Index d'Anabolisme étaient employées.

Raisonnement

Bien que le travail avec la protéine de lactosérum soit encore dans ses balbutiements, il existe quelques hypothèses à propos des raisons de son succès là où d'autres protéines ont échoué. En termes simples, le profile d'acides aminés, la disponibilité et l'habileté à la manipuler procurent un effet qui surpasse tous les autres suppléments. En d'autres termes, avec un taux si élevé d'utilisation par le muscle, la protéine de lactosérum peut stimuler l'anabolisme de façon synergique avec l'effet d'entraînement.

Application pratique

La plupart des gens utilisent la protéine de lactosérum après un entraînement afin d'accélérer la croissance musculaire et la récupération, ce qui est un bon départ. Les prises de protéines de lactosérum sous forme de boisson matinale, pré entraînement et nocturne ont été exposés ailleurs dans ce manuel, et aident à procurer une quantité idéale de lactosérum. En termes plus généraux cependant, il n'est pas irrationnel de dire que la consommation du tiers de la protéine dans la diète sous forme de protéine de lactosérum aidera à optimiser la croissance musculaire et la récupération.

Par exemple, un individu hautement entraîné de 200lb peut consommer 240 grammes de protéines quotidiennement. S'il utilise la méthode d'apport de protéine pulsatoire aux trois moments les plus importants, alors cela procurera au moins 120g de lactosérum chaque jour d'entraînement. En considérant le fait que la croissance musculaire est souvent optimisée par des repas liquides supplémentaires, même le fait de ne prendre qu'un seul repas de protéines liquides par jour (autre que le repas liquide du réveil) aidera à satisfaire les besoins quotidiens de lactosérum pour les jours de repos.

Note importante : Consommer une quantité précise de quelque nutriment que ce soit chaque jour est suffisant pour rendre n'importe qui complètement fou.

Assurez-vous simplement de demeurer à l'intérieur d'une limite raisonnable et ne faites pas de dépression en essayant de calculer chaque gramme et chaque calorie.

Note rapide : De façon générale, la qualité peut être substituée à la quantité lorsque nécessaire. Cela signifie que si une plus grande proportion de lactosérum hydrolysé ou isolé est utilisée, les recommandations quant aux quantités nettes peuvent être réduites. Par exemple, au lieu de consommer le tiers des protéines quotidiennes sous forme de concentré de lactosérum, le cinquième peut être suffisant si la protéine est un hydrolysat de lactosérum, éliminant tout besoin de supplémentation additionnelle.

Références sélectionnées

Burke DG, Chilibeck PD, Davidson KS, Candow DG, Farthing J, Smith-Palmer T. The effect of whey protein supplementation with and without creatine monohydrate combined with resistance training on lean tissue mass and muscle strength. Int J Sport Nutr Exerc Metab. 2001 Sep;11(3):349-64

Candow DG, Burke NC, Smith-Palmer T, Burke DG. Effect of whey and soy protein supplementation combined with resistance training in young adults. Int J Sport Nutr Exerc Metab. 2006 Jun;16(3):233-44

Cribb PJ, Williams AD, Carey MF, Hayes A.The effect of whey isolate and resistance training on strength, body composition, and plasma glutamine. Int J Sport Nutr Exerc Metab. 2006 Oct;16(5):494-509

Cribb PJ, Williams AD, Stathis CG, Carey MF, Hayes A. Effects of whey isolate, creatine, and resistance training on muscle hypertrophy. Med Sci Sports Exerc. 2007 Feb;39(2):298-307

Kerksick CM, Rasmussen CJ, Lancaster SL, Magu B, Smith P, Melton C, Greenwood M, Almada AL, Earnest CP, Kreider RB. The effects of protein and amino acid supplementation on performance and training adaptations during ten weeks of resistance training. J Strength Cond Res. 2006 Aug;20(3):643-53

Tarnopolsky MA, Parise G, Yardley NJ, Ballantyne CS, Olatinji S, Phillips SM. Creatine-dextrose and protein-dextrose induce similar strength gains during training. Med Sci Sports Exerc. 2001 Dec;33(12):2044-52.

Yalcin AS. Emerging therapeutic potential of whey proteins and peptides. Curr Pharm Des. 2006;12(13):1637-43

Clef No.5
La protection de la protéine

L'un des plus grands ennemis de la croissance musculaire est la destruction inutile de la protéine que nous ingérons. Ce phénomène naturel, connu sous le nom d'oxydation de la protéine, signifie qu'au lieu que la protéine soit utilisée pour la croissance musculaire, elle est simplement brûlée. En protégeant la protéine de cette destruction oxydative, nous en aurons davantage à notre disposition pour l'anabolisme et la récupération.

Le tueur de protéines

Vous connaissez sans doute des gens qui peuvent manger n'importe quoi sans accumuler le moindre gramme de gras corporel. En fait, il est très probable que vous soyez vous-même ce genre de personne car elles ont habituellement énormément de difficulté à augmenter leur masse musculaire également. Bien que ce type de métabolisme soit plus généralement reconnu comme étant très rapide, la réalité est que ces gens ont un taux d'oxydation des nutriments très élevé. Cela signifie que 1) il y à de fortes chances qu'il se produise énormément de dommage oxydatif dans leur organisme et 2), quelque nutriment que ce soit, pas uniquement la protéine, sera dégradé rapidement sans être utilisé par le corps.

Si vous vous souvenez de l'analogie de la construction, cela signifie que non seulement les matériaux de construction ne sont pas disponibles pour la croissance musculaire, mais qu'il en est de même pour le carburant requis afin d'effectuer ce processus. En considérant que les acides aminés stimulent également la croissance musculaire, l'oxydation tue un autre facteur anabolisant.

Le bon côté

La bonne nouvelle de tout ceci est qu'il existe une façon de combattre l'oxydation protéique et énergétique appelée la protection de la protéine. Il s'agit en fait du processus consistant à protéger de l'oxydation la protéine ingérée afin qu'elle soit disponible pour être utilisée par le corps. Le plus beau est que la protection de la protéine peut être faite de plusieurs façons, alors si nous les utilisons toutes nous pouvons minimiser la quantité de protéine détruite.

1) Les nutriments

La façon la moins spécifique de protéger la protéine est d'utiliser des nutriments qui serviront d'armure contre l'oxydation. Lorsque les nutriments sont consommés simultanément à la protéine, le corps utilisera certaines de ses ressources limitées afin d'oxyder les gras et les glucides, ce qui mènera à une quantité moindre de protéine détruite. En d'autres termes, le corps peut seulement oxyder une certaine quantité de nutriments à la fois, donc si nous lui donnons davantage de nutriments, une proportion moindre de tous ces nutriments sera oxydée.

C'est un peu comme si un petit poisson était mangé par un plus gros poisson (oxydation). Plus vous ajoutez de petits poissons, plus minces sont les chances de chacun des poissons d'être mangé. Cette approche est tout sauf précise, mais elle fonctionne.

2) L'insuline

L'armure la plus précise pour la protéine est l'hormone insuline. Elle est secrétée en réponse à l'ingestion de glucides et possède à la fois des propriétés anabolisantes et anticatabolisantes, ces dernières étant largement provoquées par sa capacité à inhiber les enzymes catabolisants et oxydatifs. En d'autres mots, l'insuline aide à éteindre les feux qui brûlent la protéine inutilement.

3) Les calories

Celui-ci est simple : afin de maximiser l'efficacité de la protéine ingérée, mangez davantage! Encore une fois, ceci est basé sur le fait que le corps peut seulement oxyder une certaine quantité de nutriments à la fois, alors en y ajoutant de la quantité, nous aurons davantage de carburant pour la croissance musculaire.

Par exemple, si notre corps oxyde 1000 calories par jour, alors nous aurons un rendement anabolisant supérieur en consommant 4000 (3000 – 1000 = 3000) calories que si nous en consommions 3000 (3000 – 1000 = 2000). Le plus beau de tout ceci est que le stimulus de croissance musculaire n'est pas proportionnel à l'augmentation de la prise calorique. En fait, cet exemple procure une augmentation de 33 % de l'anabolisme malgré une consommation supplémentaire de calories de seulement 25 % !

En pratique

La façon d'utiliser cette information est simple : lorsque nous consommons de la protéine, nous devrions également manger d'autres nutriments simultanément.

Ceci peut être aussi facile que d'ajouter des glucides à notre boisson postentraînement (vous devriez déjà le faire de toute façon) ou ajouter du gras à votre boisson protéinée avant le coucher. Certains vont jusqu'à consommer leurs autres nutriments avant leur protéine, mais ce n'est pas nécessaire.

Notes :

- Les acides aminés à branche ramifies (*BCAA* en anglais) sont particulièrement susceptibles à l'oxydation, et la protection de la protéine devrait être appliquée lorsque vous les consommez.

- Plus la protéine est rapide, plus elle est sujette à l'oxydation. Prenez les mesures nécessaires lors de vos prises pulsatoires de protéine.

- Le jeûne est la façon la plus rapide d'augmenter l'oxydation de la protéine. Donc, pour vous assurer d'être en état d'anabolisme optimal, évitez de jeûner.

- L'oxydation détruit également l'huile de poisson, donc la protection de la protéine est conseillée lorsque vous en consommez.

- Plus les niveaux sanguins d'acides aminés sont élevés, plus le taux d'oxydation sera élevé.

Références sélectionnées

Elia M, Khan K, Jennings G. Effect of mixed meal ingestion on fuel utilization in the whole body and in superficial and deep forearm tissues. Br J Nutr. 1999 May;81(5):373-81

Gibala MJ. Protein metabolism and endurance exercise. Sports Med. 2007;37(4-5):337-40

Koopman R, Wagenmakers AJ, Manders RJ, Zorenc AH, Senden JM, Gorselink M, Keizer HA, van Loon LJ. Combined ingestion of protein and free leucine with carbohydrate increases postexercise muscle protein synthesis in vivo in male subjects. Am J Physiol Endocrinol Metab. 2005 Apr;288(4):E645-53

Pacy PJ, Price GM, Halliday D, Quevedo MR, Millward DJ. Nitrogen homeostasis in man: the diurnal responses of protein synthesis and degradation and amino acid oxidation to diets with increasing protein intakes. Clin Sci (Lond). 1994 Jan;86(1):103-16.

Rasmussen BB, Tipton KD, Miller SL, Wolf SE, Wolfe RR. An oral essential amino acid-carbohydrate supplement enhances muscle protein anabolism after resistance exercise. J Appl Physiol. 2000 Feb;88(2):386-92

Tipton KD, Ferrando AA, Phillips SM, Doyle D Jr, Wolfe RR. Postexercise net protein synthesis in human muscle from orally administered amino acids. Am J Physiol. 1999 Apr;276(4 Pt 1):E628-34

SIX

Optimiser la supplémentation nutritionnelle

Optimisation des suppléments requérant une surcharge

Votre première question devrait être : « Qu'est-ce qu'un supplément requérant une surcharge ? » La réponse est simple et plutôt familière : un tel supplément est utilisé de manière à graduellement augmenter les niveaux de la substance dans le corps. La créatine est l'exemple le plus connu, mais la bêta alanine fait aussi partie de cette catégorie. Nous consommons initialement ces substances en plus grande quantité afin de graduellement élever leur niveau à l'intérieur de notre corps – en nous chargeant littéralement – avant d'en réduire la dose pour maintenir ces niveaux élevés.

Donc, pourquoi avons-nous besoin d'une section sur les suppléments requérant une surcharge?

Tout simplement parce que l'utilisation la plus commune de ces produits est sous-optimale et que ce manuel vise l'optimisation. L'utilisation générale approximative manque de rigueur scientifique, et conséquemment, vous n'en avez pas pour votre argent. Je ne parle pas d'un sujet aussi commun que de générer un pic d'insuline lors de votre prise de créatine (voir la revue sur la créatine), je parle de méthodes standardisées d'application pour tous les suppléments requérant une surcharge.

Comment fonctionne la surcharge

La meilleure façon de se représenter un tel supplément est de visualiser de l'eau, et notre corps, un baril. Notre objectif pour optimiser la performance et la composition corporelle consiste à remplir le baril avec autant d'eau que possible. Le principe semble simple, mais il comporte quelques pièges.

1) Nous ne pouvons surcharger trop rapidement.

Si nous ajoutons trop d'eau au baril, trop rapidement, notre corps finira par en excréter la plus grande partie – même si le baril n'est pas encore plein. C'est un peu comme si le bois du baril devait absorber l'eau, puis se gonfler pour sceller le baril et le rendre étanche. Il doit donc être rempli lentement pour éviter tout débordement. Tenter de surcharger trop rapidement est une perte d'argent, mais peut également avoir des conséquences physiologiques non prévues.

2) Nous ne pouvons pas dépasser notre point de saturation.

Une fois que nous somme pleinement chargé, notre corps est saturé et ne peut accepter davantage de produit. Tout excédent sera simplement éliminé. Pour contraster avec le fait de surcharger trop rapidement, dépasser le point de saturation est analogue au fait de trop remplir le baril et de le faire déborder. Encore une fois, il s'agit là d'une perte d'argent et peut se solder en un profil physiologique sous-optimal.

3) Il y a un trou dans le baril.

En tentant de remplir le baril d'eau, il est facile d'imaginer un petit trou au fond du baril par lequel s'échappe l'eau. Ceci est analogue au fait que notre corps « utilise » le supplément en question, particulièrement lorsque nous nous entraînons.

Phase de surcharge

Afin de bien comprendre le mode de fonctionnement de la surcharge, nous aurons besoin d'un système de quantification simple pour aller de pair avec notre analogie. Nous utiliserons la créatine* comme s'il s'agissait d'eau, et des tasses comme unité de mesure dans notre exemple. Par souci de simplicité, prétendons pour le moment que le baril est d'abord vide, ce qui signifie que nous commencerions avec des niveaux de créatine nuls. Ceci n'est pas tout à fait réaliste, mais n'oubliez pas que nous poussons l'insulte jusqu'à utiliser un baril en guise de corps humain...

En commençant notre consommation de créatine sous forme de supplément, nous remplissons essentiellement le baril avec de l'eau – sans tenir compte du fait que nous faisons une phase de surcharge. Même ne supplémenter qu'avec un maigre 5-10 grammes de créatine par jour pourrait équivaloir à l'ajout de 5 tasses d'eau par jour. Évidemment, notre corps utilise la créatine, ce qui pourrait équivaloir à une fuite d'une tasse. Dans cet exemple, nous ajoutons une quantité nette de 4 tasses d'eau par jour au baril (5 tasses ajoutées moins la fuite d'une tasse).

En théorie, si le baril peut tenir 40 tasses d'eau, nous en serons pleins après seulement 10 jours de surcharge. Si nous sommes impatients, nous pourrions tenter de surcharger la totalité des 40 tasses d'eau en l'espace d'un jour ou deux. Ceci provoquerait sans doute un léger stress à l'organisme et aboutirait à l'excrétion de la majorité de l'eau. En fait, nous savons que même lors de surcharge standard, la majeure partie de la créatine est éliminée par le corps, alors un processus de surcharge lent est recommandé.

Chargé. Et maintenant?

Après 10 jours à ajouter 5 tasses d'eau (un gain net de 4 tasses) au baril, ce dernier sera complètement rempli. À ce moment, on dit qu'il a atteint la **saturation**. Cela signifie que nous ne pouvons ajouter davantage de créatine (ou d'eau) dans le système, et marque la fin de la phase de surcharge. Si nous tentons de continuer la surcharge, non seulement allons nous gaspiller notre argent, mais nous risquons d'augmenter le taux d'élimination de la créatine ou d'en réduire la quantité de transporteurs musculaires (souvenez-vous que la créatine se doit d'être transportée à l'intérieur des tissus et que toute réduction du nombre de transporteurs peut subséquemment nuire à son absorption).

Afin de minimiser tout effet négatif et de maximiser l'efficacité vs le coût, nous devons maintenant utiliser le moins d'eau possible afin de conserver le baril aussi plein que possible. Dans l'exemple précédent, nous avons stipulé qu'une tasse d'eau s'échappait du baril à chaque jour. Donc, afin de garder le baril plein, il ne nous faut ajouter qu'une seule tasse par jour pour compenser cette perte. De toutes évidences, cette petite quantité est insignifiante.

Chargé. La réalité

Utiliser une tasse par jour pour compenser pour la perte quotidienne est simple à calculer, mais la réalité est que cette quantité est peut-être trop élevée. La perte d'eau quotidienne peut se produire à un taux plus lent, surtout lors des jours de repos. Cela signifie que la quantité de créatine utilisée par notre corps sur une base quotidienne est relativement petite. Cela est mis en évidence par le fait qu'un individu chargé de créatine peut maintenir des niveaux élevés de créatine musculaire pendant plus d'un mois après que la supplémentation soit terminée !

En gardant notre approche minimaliste, cela signifie que nous n'avons besoin de supplémenter avec la créatine qu'après en avoir diminué les niveaux de façon significative – comme après un entraînement physique. De plus, ceci peut mener à une augmentation de l'absorption de la créatine provoquée par l'entraînement, de façon similaire à l'augmentation de l'absorption du glucose au même moment. Combiné au pic d'insuline provoqué par la boisson postentraînement, et le fait que les niveaux d'insuline demeurent élevés, il est clair que le meilleur moment pour utiliser ces suppléments est postexercice.

La Matrice de créatine rechargée

Certains individus trouvent qu'il est bénéfique de recharger certains suppléments après quelques mois. Si une telle pratique peut apporter des bénéfices, tout comme l'a fait la phase initiale de surcharge, cela indique que des doses sousoptimales ont été utilisées pendant la phase de maintien. C'est une bonne idée de tenter une recharge après 6-8 semaines afin de vérifier si notre dose de maintien est adéquate.

Note rapide : L'huile de poisson peut sembler faire partie des suppléments requérant une surcharge, mais pour le moment il est préférable d'en faire usage de façon constante.

Spécifications

L'exemple du baril ci-haut a été utilisé simplement pour illustrer la façon dont la surcharge en créatine s'opère, mais nous n'avons pas utilisé de quantités pertinentes. L'exemple de la tasse d'eau n'est pas utilisable tel quel, alors regardons un protocole de surcharge plus précis afin d'optimiser la surcharge de ce genre de suppléments.

Créatine

Surcharge (si utilisée): 10g (en 2 doses séparées) pendant 2 semaines
Maintien : 5g après l'activité physique
Recharge (test): 10g (en 2 doses séparées) pendant 1 semaine

Bêta Alanine

Surcharge : 10g (en 2 doses séparées) pendant 3 semaines
Maintenance : 6g (en 2 doses séparées)
Reload (test): 10g (en 2 doses séparées) pendant 4 jours

*La créatine est utilisée pour ces exemples parce que nous en savons davantage sur celle-ci que sur la bêta alanine.

Références sélectionnées

Derave W, Eijnde BO, Verbessem P, Ramaekers M, Van Leemputte M, Richter EA, Hespel P. Combined creatine and protein supplementation in conjunction with resistance training promotes muscle GLUT-4 content and glucose tolerance in humans. J Appl Physiol. 2003 May;94(5):1910-6.

Hultman E, Soderlund K, Timmons JA, Cederblad G, Greenhaff PL. Muscle creatine loading in men.J Appl Physiol. 1996 Jul;81(1):232-7.

Tarnopolsky M, Parise G, Fu MH, Brose A, Parshad A, Speer O, Wallimann T. Acute and moderate-term creatine monohydrate supplementation does not affect creatine transporter mRNA or protein content in either young or elderly humans. Mol Cell Biochem. 2003 Feb;244(1-2):159-66.

Vandenberghe K, Goris M, Van Hecke P, Van Leemputte M, Vangerven L, Hespel P. Long-term creatine intake is beneficial to muscle performance during resistance training. J Appl Physiol. 1997 Dec;83(6):2055-63.

Willott CA, Young ME, Leighton B, Kemp GJ, Boehm EA, Radda GK, Clarke K. Creatine uptake in isolated soleus muscle: kinetics and dependence on sodium, but not on insulin. Acta Physiol Scand. 1999 Jun;166(2):99-104.

Optimiser la nutrition postentraînement

Une variante de la revue de la protéine de lactosérum, cette section combine le *timing* idéal avec les suppléments optimaux pour parvenir à un état le plus anabolisant possible.

Que sont-ils?

On réfère collectivement à la nutrition pré et postentraînement en tant que nutrition péri-entraînement. Concrètement, il s'agit de repas spéciaux consommés à des moments précisément calculés, et est l'un des principes de base à l'origine de l'Index d'Anabolisme. Bien que la nutrition postentraînement soit plus populaire, il est intéressant de savoir que la nutrition postentraînement produit des effets bien plus prononcés. Encore plus puissant est d'y combiner le *timing* pour parvenir à l'effet anabolisant le plus grand qui soit.

Note: Toutes les boissons sont conçues selon la formule présentée dans la section « Préparer la boisson protéinée ultime »).

Puissance postentraînement

Les repas postentraînement sont puissants car ils sont rapidement absorbés, et ces nutriments sont fournis aux muscles au travail pendant l'exercice. Ceci est crucial parce que la circulation sanguine accrue qui se produit pendant l'entraînement augmentera la quantité de nutriments fournis, ce qui augmente l'anabolisme par ricochet. La meilleure partie est que les boissons postentraînement contenant des glucides stimuleront la sécrétion d'insuline, ce qui augmente la circulation sanguine encore davantage. Cela signifie que l'effet synergiste entre l'exercice et la circulation sanguine chargée d'insuline optimisera la croissance musculaire.

Une vente (pas si) difficile à faire

Il est souvent difficile pour les gens de conceptualiser le fait que de faire quelque chose avant un entraînement peut en fait favoriser l'anabolisme pendant *et* après l'entraînement, et c'est sans doute la raison qui fait en sorte que les boissons postentraînement connaissent une plus grande popularité. Il est particulièrement intéressant de constater que malgré le sensationnalisme actuel concernant les suppléments visant à augmenter la circulation sanguine, qui d'ailleurs n'ont jamais démontré quelqu'efficacité que ce soit, les repas postentraînement ne sont pas considérés comme essentiels. De plus, les repas postentraînement sont la seule méthode de supplémentation ayant démontré une grande augmentation de la circulation sanguine et de l'anabolisme !

Puissance postentraînement

Compléments classiques de l'entraînement, les repas postentraînement aident à restaurer le glycogène musculaire et à augmenter de façon synergique l'effet anabolisant de l'entraînement. En utilisant les glucides après l'entraînement, nous stimulons la sécrétion d'insuline afin d'agir en tant que bouclier protégeant la protéine, comme il est expliqué dans la section sur la protection protéique. Ceci aide à assurer que toute la protéine est entièrement utilisée pour réparer et synthétiser du tissu musculaire. En tant que bonus additionnel, l'insuline aide également à stimuler l'entrée des acides aminés dans les muscles, ce qui augmente encore davantage l'effet anabolisant. Finalement, bien que cela ne soit pas nécessaire à ce stade, l'insuline assiste l'entrée des glucides dans le muscle, ce qui facilite la restauration du glycogène.

Il est important de comprendre que la tolérance du corps aux glucides est grandement augmentée suite à une activité physique. Cela signifie que tout glucide fourni par les repas subséquents sera aspiré par le muscle au lieu d'être emmagasiné sous forme de gras.

Note rapide: La nutrition postentraînement peut être utilisée par n'importe qui, peu importe qu'un supplément de protéine soit utilisé ou non. En fait, ma recommandation la plus populaire auprès des équipes sportives est de boire du lait au chocolat après l'entraînement et après les parties (avant la bière). Il est facile de s'en procurer, le goût est excellent et il fournit d'amples quantités de protéines et de glucides pour aider la récupération.

Double puissance postentraînement

La beauté de la prise protéique pulsatoire est qu'une seconde boisson postentraînement peut être consommée après le premier, ce qui doublera presque son effet anabolisant ! Ceci est encore une fois dû à la synergie qui existe entre la décharge d'acides aminés et l'état du corps après l'entraînement. L'addition de glucides rapides n'est pas idéale à ce moment, ce qui pourrait réduire l'impact anabolisant (de façon marginale cependant), mais évite l'accumulation de gras corporel. Il y a amplement de temps pour que la croissance ait lieu, alors il n'y a aucun besoin de consommer de glucide excédentaire à ce moment.

Application pratique : Quantité

La quantité de sucres requise pour un anabolisme et une récupération optimale est bien moindre que nous l'avions cru auparavant, ce qui nous permet de maintenir l'anabolisme tout en évitant quelqu'effet indésirable que ce soit.

La quantité de glucides réelle consommée sera approximativement 60g au total, divisée en deux et consommée avant et après l'entraînement, et ce, pour chaque heure d'entraînement en résistance (pour un individu de 200lb). Ce nombre représente un entraînement qui épuise modérément les réserves de glycogène, comme par exemple le ferait un entraînement intense de poitrine et de dos. Ce nombre devrait être moindre pour les entraînements plus légers (comme les bras) et plus élevé pour les entraînements de jambes intenses ou les entraînements au cours desquels le corps est entraîné en entier.

Toute activité cardiovasculaire ou en anaérobie augmentera cette quantité par un facteur de 50 % par heure – encore une fois, ceci dépend de l'intensité. Par exemple, une heure additionnelle d'entraînement cardiovasculaire nécessiterait l'ajout de 30g de glucides supplémentaires, pour un total de 90g.

Pour les prises de protéine pulsatoires après l'entraînement, seul le premier repas devrait contenir une quantité importante de glucides. Les repas liquides subséquents ne devraient pas contenir plus que 15 grammes de glucides pour la protection protéique, tout en limitant la réponse de l'insuline. Compte tenu de la quantité d'insuline sécrétée avant et peu après l'entraînement, il n'est pas conseillé d'en stimuler davantage la sécrétion. Enfin, le glucide que devrait contenir les repas liquides subséquents peut être le sucrose (et non du glucose ou de la maltodextrine), donnant meilleur goût au breuvage et minimisant la production massive d'insuline.

Application pratique : le *timing*

Un autre facteur important à considérer est le *timing* des nutriments. Afin de maximiser l'anabolisme et la récupération, les repas devraient être consommés de façon à ce que la performance à la fois physique et nutritive soit optimisée.

Les repas postentraînement devraient être consommés 10-15 minutes avant l'entraînement. Si le repas est consommé plus tôt, l'insuline peut pointer et une diminution de la glycémie peut se produire. S'il est consommé plus tard, une sensation de gonflement peut se produire pendant l'entraînement.

Les repas postentraînement devraient être consommés 10-15 minutes suivant l'entraînement. Cela est dû au fait que l'état temporaire de résistance a la protéine qui se produit immédiatement après l'entraînement. Il s'agit essentiellement d'un moment où la synthèse protéique est réduite suivant l'ingestion d'acides aminés est réduite. Nous ne savons pas pourquoi cette résistance se produit immédiatement après l'entraînement, mais il est conseillé d'attendre un peu. Ceci est discuté plus en détail dans le mythe de l'anabolisme No.3.

Le second repas liquide postentraînement devrait être consommé de 45 à 60 minutes après le premier, si un hydrolysat de lactosérum est employé. Ce *timing* est dicté en grande partie par la réponse glycémique de la première boisson postentraînement. Idéalement, il est conseillé de siroter de l'eau sucrée pendant 10-20 minutes et ce, 30 minutes après la première boisson. Ensuite, 60 à 75 minutes après la première boisson, le second repas liquide serait alors consommé. Encore une fois, ceci est idéal, mais plutôt astreignant, sauf pour les athlètes les plus dévoués.

Résumé du *timing*

10-15min boisson postentraînement ⇒ **Entraînement** ⇒ **10-15 minutes boisson postentraînement No.1** ⇒ **45-60min plus tard, boisson postentraînement No.2**

Apport protéique

Compte tenu de l'importance cruciale de ce facteur, il a été décrit en détail dans la section « Protéine de lactosérum » et « Préparer la boisson protéinée ultime ».

Note rapide : Plusieurs personnes me posent des questions à propos des boissons sportives prêtes à boires pendant et après l'entraînement. Bien qu'ils procurent effectivement de petites quantités d'électrolytes, ceci peut être accompli facilement en ajoutant à la boisson un peu de sel de table (ce qui aide à l'absorption de la créatine de toute façon). De plus, la source de glucide est inférieure comparativement à la boisson que nous pourrions faire nous-mêmes en utilisant un breuvage sans sucre et en y ajoutant nos propres ingrédients (comme du glucose ou de la maltodextrine). Finalement, les études ont démontré que de telles boissons n'aident la performance que si l'activité dure plus de 90 minutes, ce qui dépasse la durée de la plupart des activités.

Références sélectionnées

Borsheim E, Tipton KD, Wolf SE, Wolfe RR. Essential amino acids and muscle protein recovery from resistance exercise. Am J Physiol Endocrinol Metab. 2002 Oct;283(4):E648-57.

Calbet JA, MacLean DA. Plasma glucagon and insulin responses depend on the rate of appearance of amino acids after ingestion of different protein solutions in humans. J Nutr. 2002 Aug;132(8):2174-82.

Koopman R, Beelen M, Stellingwerff T, Pennings B, Saris WH, Kies AK, Kuipers H, van Loon LJ. Coingestion of carbohydrate with protein does not further augment postexercise muscle protein synthesis. Am J Physiol Endocrinol Metab. 2007 Sep;293(3):E833-42

Rasmussen, BB, Tipton KD, Miller SL, Wolf SE, and Wolfe RR. An oral essential amino acid-carbohydrate supplement enhances muscle protein anabolism after resistance exercise. J Appl Physiol 88: 386-392, 2000

Tipton KD, Rasmussen BB, Miller SL, Wolf SE, Owens-Stovall SK, Petrini BE, Wolfe RR. Timing of amino acid-carbohydrate ingestion alters anabolic response of muscle to resistance exercise. Am J Physiol Endocrinol Metab. 2001 Aug;281(2):E197-206

Tipton KD, Borsheim E, Wolf SE, Sanford AP, Wolfe RR Acute response of net muscle protein balance reflects 24-h balance after exercise and amino acid ingestion. Am J Physiol Endocrinol Metab. 2003 Jan;284(1):E76-89.

van Loon LJ, Saris WH, Verhagen H, Wagenmakers AJ. Plasma insulin responses after ingestion of different amino acid or protein mixtures with carbohydrate. Am J Clin Nutr. 2000 Jul;72(1):96-105.

Pour athlètes avancés seulement

L'optimisation est la clé de l'Index d'Anabolisme, et cela n'a jamais été plus vrai qu'avec la nutrition péri-entraînement. Pour embellir davantage les choses, nous avons la chance d'avoir récemment découvert quelques détails intéressants dans ce domaine qui feront une énorme différence sur la performance et la croissance musculaire. Je dois cependant vous aviser, il s'agit de substances qui ne doivent être employées que par des athlètes avancés, compte tenu de la rigueur requise pour les utiliser.

Plutôt que de sonner comme une publicité de mauvais goût, ces suppléments ne sont pas « trop puissants », ni quoi que ce soit d'aussi ridicule. Ils sont plutôt onéreux et devraient être considérés comme un luxe.

NOTE : Compte tenu du nombre limité de personnes qui peuvent grandement bénéficier de ces suppléments, je n'en ferai qu'un bref survol.

Devenir plus rapide

L'avantage de ces suppléments est qu'ils sont absorbés plus rapidement que quoi que ce soit d'autre sur le marché présentement. Cela signifie que nous bénéficierons d'une plus grande précision lors de la prise protéique pulsatoire, ou pendant la nutrition péri-entraînement.

La protéine

Le premier ingrédient est un type de protéine de lactosérum qui est fractionné en fragments si petits qu'ils sont essentiellement des di- et tri-peptides, soit de petites chaînes de deux ou trois acides aminés assemblés ensemble. Ceci est optimal parce que notre organisme peut absorber ces petits peptides sans devoir les fragmenter davantage.

De plus, cela signifie que nous libérons des transporteurs d'acides aminés, donc en tout et partout, nous tirons avantage d'une absorption plus rapide qu'il n'aurait été autrement possible. Jusqu'à maintenant, je ne connais qu'une seule compagnie qui fabrique ce produit et ils sont situés en Europe (bien que ce produit soit également vendu en Amérique du Nord).

Le glucide

Waxy maize starch (sorte d'amidon de maïs) est un glucide intéressant parce qu'il s'agit d'une grosse structure moléculaire, pourtant son taux d'absorption est plus rapide que nos anciens champions (c'est-à-dire le glucose et la maltodextrine). Encore plus important, il à été démontré que ce glucide favorise un taux optimal d'emmagasinage de glycogène – encore une fois meilleur que tout ce dont nous pouvons trouver jusqu'à maintenant.

L'inconvénient

Tel que mentionné plus haut, ces produits sont très dispendieux et un grand soin doit être apporté à leur usage, parce que leur taux d'absorption est si rapide qu'ils peuvent provoquer une chute rapide de glycémie ou d'acides aminés de sorte que notre taux de sucre et d'acides aminés dans le sang peut chuter à des niveaux sous-optimaux. Ceci est grandement catabolisant, sans mentionner mauvais pour la santé, et doit être évité à tout prix.

Timing

En utilisant le modèle de la section précédente, nous pouvons employer ces nouveaux produits et arriver avec un protocole légèrement différent. Précisément, un maximum de 30 minutes devrait séparer les boissons postentraînement afin d'éviter une chute de glycémie. Il est crucial d'être vigilant et de surveiller la glycémie sanguine afin de parvenir à une compréhension de la façon dont de telles boissons agissent sur chacun.

Compte tenu de l'action rapide de ces ingrédients, leur emploi dans une boisson postentraînement n'est pas conseillé pour un entraînement dont la durée dépasse 45 minutes. Autrement, les règles standards s'appliquent.

Note rapide : En ce qui concerne la performance, ces ingrédients sont une excellente alternative aux boissons sportives prêtes à boire, bien qu'ils ne se mélangent pas très facilement à l'eau et leur goût laisse à désirer.

Étude de cas : Un guide de l'utilisateur pour les repas préentraînement

Brian avait lu des mois durant sur les bénéfices des repas postentraînement avant de finalement se décider à les essayer. Mesurant 6'0'' et pesant un 250lbs bien musclé, Brian n'était pas réellement un débutant dans le *gym*, mais cette expérience le ramena presqu'à la case départ.

Il commença son rituel postentraînement habituel, gruau et thon, consommés une heure avant l'entraînement. Juste avant l'entraînement, il consomma 60g de protéine de lactosérum et 70g de sucrose (sucre de table). Il était ensuite prêt à entraîner ses jambes.

Déjà après la seconde série de squats, Brian savait qu'il y avait un problème. Toute cette nourriture stagnant dans son estomac pendant l'exercice le plus exigeant de la semaine eut des effets plutôt négatifs... et ce, très rapidement.

Le même jour, il me contacta pour me parler de son expérience horrible, mentionnant qu'il ne tenterait plus jamais l'expérience des repas postentraînement. Bien que j'ai tenté d'être positif, Brian a fait plusieurs erreurs qui devaient être corrigées. Voici les problèmes desquels nous avons discuté concernant son approche :

1) Consommer de la nourriture solide si près d'un entraînement

Manger de la nourriture solide 60 minutes avant l'entraînement ne convient pas à la majorité des gens. En fait, si vous mangez du solide, il est de beaucoup préférable de laisser s'écouler deux heures avant d'aller au *gym*. Ainsi, vous tirez profit des nutriments pendant l'entraînement, mais ne souffrirez pas de la sensation de lourdeur associée à un estomac surchargé alors que vous tentez de vous accroupir, puis de vous relever, avec 500lbs sur les épaules.

2) Consommer une boisson postentraînement malgré la prise d'un repas solide avalé récemment

L'idée de base derrière la nutrition postentraînement est qu'elle fournit à nos muscles les acides aminés nécessaires pendant une période où la circulation sanguine vers les muscles est accrue. Bien qu'un repas liquide puisse être plus précis, et très certainement plus anabolisant compte tenu de l'insuline, vous n'avez pas à en boire un si vous avez mangé moins de deux heures avant votre entraînement.

Un repas solide consommé environ deux heures avant l'entraînement aurait prévenu un état catabolisant pendant l'entraînement et aurait même pu avoir un léger effet anabolisant – quoique bien moindre qu'avec un repas liquide. L'Index d'Anabolisme vise l'optimisation, donc les repas liquides sont toujours à favoriser, mais il vise également à VOUS optimiser, ainsi que votre style de vie. Donc, s'il n'est pas possible de planifier vos repas de façon parfaite pendant la journée afin de vous permettre de consommer un repas liquide avant votre entraînement, alors un repas solide au moment approprié est une alternative raisonnable.

3) Utiliser le concentré de protéine de lactosérum

Au début de l'histoire de la protéine de lactosérum, on croyait que le lactosérum en général était une protéine « rapide ». Ce que cela signifie est qu'elle entre dans notre système digestif et est prête à être utilisée peu de temps après avoir été consommée. Bien que cette étiquette « rapide » puisse convenir comparativement aux autres sources de protéine, nous avons un nouveau standard de vitesse : les acides aminés. Puisqu'ils n'ont pas à être digérés, les acides aminés sont simplement absorbés et sont très rapidement disponibles à l'organisme. Cela signifie que la protéine de lactosérum en général est en fait une protéine de vitesse intermédiaire pour nos besoins, puisqu'il faut tout de même considérer le temps de digestion.

L'exception à cette règle est l'hydrolysat de lactosérum (*whey hydrolysate*), qui est également rapide puisqu'il s'agit de protéine de lactosérum ayant été chimiquement prédigérée. En plus des acides aminés uniques, notre corps peut absorber de très petits groupes de protéines (appelés di — et tri-peptides), qui composent en grande partie l'hydrolysat de lactosérum.

4) Utiliser du sucrose

Tout comme la protéine, il est préférable de ne pas utiliser de glucide devant être digéré. Bien que le sucrose soit considéré comme un sucre simple, il doit tout de même être digéré et même métabolisé avant d'être pleinement utilisé. Si vous vous intéressez à la vitesse, vous vous rendrez rapidement compte que le sucrose n'est pas le meilleur glucide à utiliser dans une boisson postentraînement. En remplacement, le glucose (également connu sous le nom de dextrose, ou « sucre de maïs ») est ce que nous devrions utiliser parce qu'il est absorbé sans devoir être dégradé ou converti en un autre substrat. Le glucide connu sous le nom de maltodextrine est également un excellent choix, quoique légèrement plus difficile à se procurer.

5) Première tentative lors d'un entraînement de jambe

Même avec un estomac d'acier, je ne suggèrerai jamais à quiconque d'essayer une boisson postentraînement pour la première fois un jour où un entraînement de jambes est prévu. C'est habituellement lors de cette journée d'entraînement que nous utilisons la plus grande quantité de masse musculaire pour faire des soulevés de terre, des accroupissements et des arrachés. En d'autres mots, le stress sur notre organisme est le plus grand ce jour-là. Cela signifie que nous serons plus sujets à faire face à une réaction négative si nous avons quoi que ce soit sur l'estomac – même s'il ne s'agissait que d'eau.

6) Boire la boisson en entière la première fois

En guise de précaution supplémentaire pour ceux qui peuvent être particulièrement sensibles, il est préférable de commencer avec une plus petite dose de boisson postentraînement et ensuite d'augmenter graduellement, jusqu'à un litre entier de liquide.

Choses à considérer pour une boisson protéinée optimale

Si nous tentons de préparer une boisson protéinée qui optimisera notre croissance musculaire et notre récupération, de nombreux facteurs doivent être pris en considération – le plus important étant le rôle de la boisson. Une fois que vous avez déterminé quel objectif vous souhaitez atteindre avec cette boisson, vous pouvez ensuite procéder à sa préparation. Ne vous inquiétez pas, tout le travail d'essai-erreur a été écarté, et vous vous retrouverez en fin de compte avec une formule de base.

L'objectif? Bâtir du muscle!

L'objectif principal demeure évidemment toujours le même, mais il faut tenir compte du moment auquel la boisson sera consommée. Principalement, est-ce une boisson qui sera prise avant l'entraînement, ou avant le sommeil ? La réponse à une telle question revêt une importance capitale parce que la formule finale peut être diamétralement opposée selon le cas.

La différence ? Le jour et la nuit !

Qu'est-ce qui rend les boissons de jour et de nuit si différentes ? À la base, la vitesse à laquelle elles sont absorbées par le système digestif. Ceci est capital parce que nous voulons que les boissons de jour soient absorbées rapidement, alors que les boissons de nuit devraient être absorbées lentement. L'absorption rapide est importante pour tirer un maximum de profit de sur la pulsion protéique et la stimulation de l'anabolisme (la **clef No.2** de l'Index d'Anabolisme). Les boissons de nuit sont plutôt conçues pour une digestion lente parce qu'elles doivent procurer à l'organisme des nutriments pendant la phase catabolisante nocturne (**Clef No.3** de l'Index d'Anabolisme).

Considérations initiales

Comment formuler des boissons si différentes? En fait, ce n'est pas si compliqué qu'il n'y paraît, lorsque vous savez sur quels points porter votre attention.

1) Dilution

Souvent négligée lors de la formulation de boissons, la dilution est d'une importance critique pour la rapidité d'absorption. Les solutions plus diluées seront absorbées plus rapidement que les boissons dont la consistance est plus épaisse.

2) Volume

En lien avec la dilution, nous devons ajuster le niveau de liquide selon la quantité de nutriments contenus dans la boisson ainsi que l'effet désiré. De plus, le volume est important à considérer avant l'entraînement et avant le sommeil.

3) Choix de protéine

Probablement le facteur le plus important, la « vitesse » de la protéine est critique quant au rôle de la boisson. Une boisson absorbée rapidement, ne requérant pratiquement pas de digestion, est idéale pour manipuler la croissance musculaire avec précision. À l'opposé, une protéine devant être digérée plus lentement est optimale pour une période de jeûne prolongé.

4) Contenu en gras et en glucides

Les boissons protéinées sont rarement consommées sans qu'elles ne contiennent d'autres nutriments. Cela peut être aussi simple qu'un fruit ou du beurre d'arachide, mais les effets peuvent être radicalement différents.

5) *Timing*

En tant que facteur le plus évident à considérer, le moment pendant lequel la boisson est consommée devrait être bien déterminé.

6) Autres suppléments (créatine, bêta alanine)

L'ajout de différents suppléments accompagne souvent la prise d'une boisson protéinée. Afin que cela en vaille la peine, ils devraient être complémentaires l'un envers l'autre et ne pas nuire de quelque façon que ce soit aux facteurs ci-haut.

Résumé des facteurs

	Boisson de jour	**Boisson de nuit**
Dilution	Claire	Épaisse
Volume	Élevé	Faible
Protéine	Rapide	Lente
Nutriments	Glucides	Gras
Timing	Pré/postentraînement	Avant le sommeil
Additions	Créatine, Beta-alanine, *BCAA*	Huile de poisson, *BCAA*

Préparer la boisson protéinée ultime

Boisson de jour*

1.2 litre d'eau

40g d'hydrolysat de protéine de lactosérum

25g de glucose (dextrose, sucre de maïs) or de maltodextrine

10g de *BCAA* (acides amines à branches ramifiées)

5g de monohydrate de créatine

5g de bêta alanine

Raisonnement

Ce volume élevé est nécessaire afin d'assurer une dilution optimale pour une absorption rapide, ce qui procure une certaine précision lors de l'absorption des nutriments. L'hydrolysat de lactosérum est utilisé parce qu'il est la source de protéine la plus rapidement absorbable, compte tenu du fait qu'il ne doit pas être longuement digéré. Naturellement, cette absorption rapide provoque une pulsation protéique et, subséquemment, de la croissance musculaire.

De façon similaire, la source de glucide est absorbée rapidement pour assurer une pointe d'insuline, importante pour le renflouement des réserves de glycogène le matin ainsi que postentraînement, ou pour une stimulation postentraînement de la circulation sanguine. Plus important encore, l'insuline minimise la quantité de protéine perdue à cause de l'oxydation, résultant ainsi en une utilisation améliorée de la protéine.

L'emploi de *BCAA* facilite la synthèse protéique et bénéficie de l'effet protecteur de l'insuline. L'absorption de la créatine est meilleure après l'exercice, alors que les réserves naturelles sont amoindries et que l'insuline en forcera l'entrée dans le muscle. Il est préférable d'utiliser la bêta alanine après un entraînement lorsque les réserves sont épuisées et elle peut aussi bénéficier de l'effet protecteur de l'insuline.

Aucun gras n'est utilisé près du moment de l'entraînement puisque le gras ralentit la digestion et viendra nuire énormément à l'effet que nous souhaitons produire.

Boisson de jour : Considérations spéciales

Comme mentionné dans la revue de l'hydrolysat de lactosérum, le goût de cette protéine est habituellement très mauvais. Cela devient un problème lorsque plusieurs boissons sont requises pendant la journée; ne serait-ce qu'en boire une seule peut s'avérer un défi pour certains. Les sucres vont aider, mais le fait de sucrer un aliment au goût douteux ne constitue pas toujours une bonne idée (comme je l'ai découvert en ajoutant du sucre sur le foie que je m'apprêtais à manger). Si la saveur devient un problème majeur, alors réservez votre boisson pour la période postentraînement et, si vous le pouvez, au levé. L'isolat de lactosérum peut être utilisé après l'entraînement si nécessaire, et bien qu'il ne soit pas idéal, <u>il est plus important de respecter le protocole en partie que de rejeter le plan en entier.</u>

Il est également important de noter que les sucres feront pointer l'insuline et la glycémie (une chose favorable à la croissance musculaire et à la récupération), ce qui résulterait en une chute précipitée de la glycémie si des glucides (provenant du prochain repas) ne sont pas consommés au moment opportun. Il est facile d'éviter ceci, ce que vous devriez toujours tenter de faire.

La boisson de nuit*

500ml d'eau

80g de caséine

20g d'huile d'olive ou de lin

10g de *BCAA*

3g d'huile de poisson

*Quantités calculées pour un individu de 200lb.

Raisonnement

Le faible volume et la consistance épaisse assureront une digestion et une absorption plus lente des nutriments par le corps pendant le sommeil. De plus, il est important de garder un volume de liquide bas afin d'éviter l'inconfort gastrique lorsque couché. La caséine est une protéine qui se digère lentement, et combinée à la consistance épaisse de la boisson, contribuera à nourrir le corps lors de cette période de jeûne.

La quantité de caséine est plus grande que celles qui sont habituellement recommandées, recommandations qui sont habituellement faites pour des repas typiques. Cependant, ici il faut tenir compte que ce seul repas est conçu pour supporter le corps pendant 8 heures. De telles recommandations sont particulièrement surprenantes surtout si l'on considère que plusieurs personnes croient que le sommeil est une période très anabolisante (voir la section sur les mythes pour plus d'information). En réalité, le sommeil n'est pas très anabolisant, mais nous devons tout de même nourrir le corps pendant cette période.

À l'opposé de la boisson de jour, les gras replacent les glucides dans la boisson de nuit. Les raisons sont les suivantes : 1) notre corps réagit habituellement moins bien aux glucides pendant la nuit, et 2) les gras servent de filet de sécurité afin de prévenir une digestion trop rapide. De façon similaire aux glucides, les gras ajoutés serviront à protéger la protéine d'une dégradation non nécessaire avant d'être utilisée.

Les *BCAA*s sont utilisés la nuit pour leurs propriétés anti catabolisantes parce qu'ils sont souvent requis pour la production d'énergie pendant cette période, ce qui signifie que le corps dégraderait des protéines entières pour parvenir jusqu'à eux. S'ils sont fournis à l'organisme pendant la supplémentation nocturne, ils contribueront à prévenir la dégradation musculaire.

Autres considérations

Les exemples ci-dessus mettent en lumière certaines des choses que vous pouvez faire pour optimiser votre nutrition, mais il existe toujours de nombreuses variables que vous seul pouvez manipuler. Par exemple, pour la boisson postentraînement, le volume devrait être ajusté afin de prendre en considération le type d'entraînement qui sera fait – souvent, 1.2 litre d'eau est tout simplement trop volumineux, même si toutes les autres précautions sont prises (voir la section « FAQ I de la protéine » pour plus d'information)

Note rapides : Pour une grande variété de boissons protéinées, ne ratez pas la dernière section de ce manuel!

FAQ. T'as tout faux. Je sais que j'ai besoin davantage de glucides après mon entraînement.

A. Comme il est stipulé sous le point « Autres considérations » (ci-dessus), il ne s'agit là que d'exemples et ils ne devraient pas être utilisés tel quel dans toutes les situations. Le contenu en glucides variera selon différents facteurs tels : le reste de votre consommation quotidienne de glucides, la prise d'une boisson postentraînement, ainsi que le type d'exercice fait, de même que son intensité.

Il est clair que quelqu'un faisant une activité physique intense (comme la pratique d'un sport) pendant une heure aura besoin de plus de glucides que quelqu'un faisant un entraînement de biceps.

En fait, l'entraînement en résistance n'épuise pas les réserves de glycogène de façon très importante comparativement à d'autres formes d'activités, ce qui devrait être pris en considération pour la nutrition pré et postentraînement. Plus important encore, aucun exemple de formule pour boisson protéinée ne peut convenir à toutes les situations possibles.

SEPT

La FAQ II de la protéine

« Il faut parfois une personne complètement folle pour voir la vérité. Si tel est le cas, je suis totalement lunatique. »
-Stephen Colbert

3. Quelle quantité de protéine pouvons-nous digérer à la fois?

Vous avez peut-être entendu la vieille rumeur voulant que vous ne pouvez digérer que 30 grammes de protéine à la fois. En fait, cette vieille histoire de bonne femme est si solidement enracinée que je l'ai moi-même mentionnée plusieurs fois (à l'époque où j'étais un novice de l'entraînement). Évidemment, cette quantité de 30 grammes est totalement arbitraire, mais la question est quand même pertinente : quelle quantité de protéine pouvons-nous digérer en une seule fois ? Mais est-ce là la bonne question ? Est-ce que la digestion limite réellement l'utilisation efficace de la protéine ingérée ?

Nous savons que les humains ne peuvent digérer une quantité illimitée de protéine sans avoir être soumis, d'une façon ou d'une autre, à un mécanisme de régulation quelconque. Dans notre quête pour trouver la solution, considérez ceci :

Digestion→ Absorption→ Métabolisme→ Excrétion

Cette suite démontre les étapes à travers lesquelles les nutriments passent, une fois ingérés. Tout comme les maillons d'une chaîne, nous devrions considérer chacun des segments afin de découvrir à quel endroit se trouve la limite.

i) **Digestion** : Le mythe des 30 grammes est loufoque, et nous n'avons aucune indication nous permettant de dire que la digestion est un facteur limitant chez les gens en santé.

ii) **Absorption** : Si la quantité de protéine pouvant être absorbée par notre système digestif était le facteur limitant, alors toute la protéine excédentaire resterait dans le tube digestif, attendant d'être digérée. Cela signifie que nous pourrions avaler 200 grammes de protéine et ne plus y penser pour le reste de la journée, alors que notre corps se nourrit graduellement de cette protéine. Il est clair que ce n'est pas ce qui se produit, donc même si l'absorption peut être quelque peu limitée si on pousse la logique à l'extrême, il y à une partie plus importante à considérer.

iii) **Métabolisme** : Si notre capacité à métaboliser (« gérer » de manière biochimique) la protéine et les acides aminés était limitative, cela signifierait que la protéine excédentaire serait digérée et absorbée, mais que notre corps s'en accommoderait de manière à ce qu'elle ne soit pas utilisée. En fait, c'est exactement ce qui se produit. Vous connaissez probablement ce processus, mais sous un autre nom : oxydation. Heureusement, la **clef No.5** de l'Index d'Anabolisme (protection de la protéine) nous démontre comment nous assurer que, même si nous consommons de fortes doses de protéine, notre corps l'utilise le plus efficacement possible : pour bâtir de la masse musculaire.

Nous ne savons peut-être pas quelle quantité de protéine nous pouvons métaboliser en une seule fois (cela dépend de facteurs trop nombreux, tel que la « vitesse » de la protéine, l'état hormonal et l'état d'entraînement, ainsi que l'apport calorique), on peut parier sans trop de risques que nous allons habituellement brûler une partie de la protéine ingérée. Considérez que la **clef No.4** suggère de consommer un excédent de protéine aux fins de composition corporelle. Tenter de quantifier la digestion de la protéine n'est pas vraiment pertinent pour la plupart des gens.

Note rapide : En règle générale, souvenez-vous que plus la protéine est « rapide », plus fortes sont les chances qu'elle soit oxydée si elle est consommée à l'excès.

Références sélectionnées

Arnal MA, Mosoni L, Boirie Y, Houlier ML, Morin L, Verdier E, Ritz P, Antoine JM, Prugnaud J, Beaufrere B, Mirand PP. Protein pulse feeding improves protein retention in elderly women. Am J Clin Nutr. 1999 Jun;69(6):1202-8

Elia M, Khan K, Jennings G. Effect of mixed meal ingestion on fuel utilization in the whole body and in superficial and deep forearm tissues. Br J Nutr. 1999 May;81(5):373-81

Koopman R, Wagenmakers AJ, Manders RJ, Zorenc AH, Senden JM, Gorselink M, Keizer HA, van Loon LJ. Combined ingestion of protein and free leucine with carbohydrate increases postexercise muscle protein synthesis in vivo in male subjects. Am J Physiol Endocrinol Metab. 2005 Apr;288(4):E645-53

Pacy PJ, Price GM, Halliday D, Quevedo MR, Millward DJ. Nitrogen homeostasis in man: the diurnal responses of protein synthesis and degradation and amino acid oxidation to diets with increasing protein intakes. Clin Sci (Lond). 1994 Jan;86(1):103-16.

Rasmussen BB, Tipton KD, Miller SL, Wolf SE, Wolfe RR. An oral essential amino acid-carbohydrate supplement enhances muscle protein anabolism after resistance exercise. J Appl Physiol. 2000 Feb;88(2):386-92

Tipton KD, Ferrando AA, Phillips SM, Doyle D Jr, Wolfe RR. Postexercise net protein synthesis in human muscle from orally administered amino acids. Am J Physiol. 1999 Apr;276(4 Pt 1):E628-34

4. Une boisson protéinée pendant l'entraînement ?

Il s'agit d'une pratique qui était courante il y à plusieurs années et semblait être une bonne idée. Plus récemment, nous avons découvert que cette pratique n'est pas optimale, et plusieurs raisons expliquent ce fait :

i) Circulation sanguine au système digestif

La raison la plus évidente nuisant à la consommation de nutriments pendant un entraînement est que la circulation sanguine vers le tube digestif est grandement réduite pendant l'exercice. Ceci est logique puisque nous savons qu'à ce moment le corps est se consacre surtout à la performance plutôt qu'à la digestion. Avec des capacités d'absorption et de digestion réduites, il y a moins de chances que nous obtenions les nutriments dont nous avons besoin, en plus de provoquer un inconfort gastrique.

Contrairement à une boisson liquide consommée avant l'entraînement, qui peut être absorbée en grande partie avant que l'entraînement ne devienne intense, les repas consommés pendant l'entraînement ne seront pas aussi bien absorbés.

ii) La réponse d'accoutumance

Revenons à la **clef No.2** de l'Index d'Anabolisme, qui est l'apport protéique pulsatoire. Cela est utilisé afin de non seulement stimuler la synthèse protéique, mais également pour éviter la réponse d'accoutumance (c'est-à-dire l'état de résistance à la protéine induit par une exposition prolongée aux acides aminés), qui peut se produire en sirotant une boisson protéinée. En buvant votre boisson lentement pendant votre entraînement, vous fournissez à votre corps un flot continu d'acides aminés, ce qui provoque une réponse d'accoutumance.

Note rapide : C'est cet apport protéique pulsatoire, analogue à la pulsation cardiaque, qui aide à stimuler au maximum la croissance musculaire. Une ligne plate d'acides aminés, tout comme une ligne plate sur l'électrocardiogramme, signifie la mort de la synthèse protéique.

iii) La période stérile postentraînement.

La période postentraînement est un moment où la résistance protéique se produit, immédiatement après l'entraînement. C'est la raison pour laquelle il est recommandé d'attendre une courte période avant de consommer une boisson protéinée. Malheureusement, en prenant de petites gorgées de boisson protéinée pendant un entraînement, l'absorption se produit pendant ce moment peu propice (immédiatement après l'entraînement), non pas pendant l'entraînement lui-même ! Souvenez-vous qu'il faut un certain temps pour que la boisson passe de notre bouche à notre circulation sanguine, surtout lors d'activités physiques intenses.

Ce qui est encore pire c'est que nous ne savons pas quand cette période stérile commence, donc si elle commence pendant notre entraînement (ce qui est fort probable), nous fournissons des acides aminés à notre corps pendant une période où nous sommes insensibles à leurs effets puissants.

iv) La réponse à l'insuline

Une grande partie de la puissance de la nutrition postentraînement réside dans la stimulation de l'insuline avant l'entraînement. L'effet qui en résulte peut être appelé « Préparer la pompe », qui est l'augmentation de la circulation sanguine et des nutriments qu'elle contient vers les muscles. Cela signifie que plus de nutriments parviennent aux tissus musculaires au travail, augmentant la synthèse protéique à un degré supérieur.

Cet effet se produit de façon plus prononcée lorsque la boisson postentraînement est composée de glucides et de protéine. En consommant la boisson en entier en un court laps de temps, nous maximisons l'effet pulsatoire pour la protéine ainsi que les effets stimulants de l'insuline. Malheureusement, en sirotant une boisson (que certaines personnes recommandent de faire pendant l'entraînement), la réponse de l'insuline est tamponnée, minimisant ainsi la circulation sanguine et les effets anabolisants.

Note rapide : La consommation pendant un entraînement peut être bénéfique si la boisson est suffisamment diluée et que l'activité se prolonge au-delà de 90 minutes. Dans ce cas, une boisson sportive commerciale peut être une autre possibilité acceptable, bien qu'une version maison puisse être moins dispendieuse et plus efficace.

5. Est-ce acceptable de prémélanger une boisson protéinée?

Par souci de commodité, plusieurs personnes aiment mélanger d'avance leurs boissons pour la journée. De cette manière, lorsqu'il est temps de prendre une boisson, il n'y a qu'à se servir.

Bien que cette pratique puisse économiser du temps, la question à propos de la stabilité de la protéine une fois dans l'eau (ou peu importe le liquide choisi) demeure. Est-ce que la protéine dans le liquide se dégrade après un certain moment ? C'est peu probable. En fait, de puissants acides doivent intervenir afin de dégrader une protéine, et c'est seulement à ce moment que des enzymes précis peuvent la dégrader davantage lors de la digestion naturelle.

Nos boissons ne contiennent aucun acide puissant (on l'espère !), ni d'enzymes, donc elles sont sans doute à l'abri de toute dégradation, et ce, pendant plusieurs heures (au frigo, idéalement). Même si la protéine était dégradée, elle serait dégradée en acides aminés, ce qui rendrait leur absorption encore plus facile. Cela serait alors une bonne chose, sauf évidemment si l'on parle de boisson pour la nuit. Cela dit, pour être réaliste, la dégradation de la protéine en acides aminés est peu probable.

La véritable raison pour laquelle il est préférable de ne pas attendre plus de 12 heures est que la protéine peut être endommagée par l'oxygène, qui peut alors convertir les acides aminés en une forme moins facile à utiliser. Il existe également une possibilité que des microbes puissent croître dans la boisson, ce qui est la raison pour laquelle je ne consommerais pas de protéine qui à été mélangé il y à plus de 5 heures dans un environnement non-réfrigéré. Cette durée est en grande partie basée sur ma propre expérience avec les produits laitiers (ainsi que le temps passé dans un labo de microbiologie), mais il est préférable d'user de prudence. Cela étant dit, servez-vous de votre propre jugement.

Note rapide : Souvenez-vous que le potentiel anabolisant de ces boissons peut également s'appliquer aux micro-organismes. Ayant moi-même ouvert une bouteille contenant une boisson protéinée qui traînait dans mon sous-sol depuis environ deux semaines, je peux vous en parler. Conservez vos boissons protéinées au frigo si possible, dans un contenant hermétique. Cela devrait limiter à la fois l'oxydation ainsi que la croissance de microbes.

HUIT

7 Mythes de l'anabolisme

« Il ne s'agit pas tant de ce que vous devez apprendre si vous acceptez des théories bizarres, mais bien de ce que vous devez désapprendre. »
-Isaac Asimov

Mythe 1. L'insuline est l'hormone la plus anabolisante

Ce mythe est <u>paradoxal</u>, un fait exact qui a été galvaudé au point où sa signification est incorrecte ou à tout le moins tordue. En d'autres mots, bien que l'énoncé comporte un certain fond de vérité, il est faux pour les besoins de notre cause. En utilisant l'insuline en tant qu'exemple, l'insuline est l'hormone la plus anabolisante de notre corps, mais pas comme la plupart des gens se l'imaginent.

Que signifie « anabolisant »?

Le terme anabolisant fait simplement référence à un processus requérant de l'énergie et fabriquant des molécules plus grosses à partir de molécules plus petites. L'application qui vient immédiatement à l'esprit de la plupart des gens est la croissance musculaire à partir d'acides aminés. Nous savons que ce type d'anabolisme utilise de l'énergie (énormément d'énergie) et assemble les acides aminés plus petits en protéines plus grosses.

Le problème réside dans le fait que l'insuline est l'hormone la plus anabolisante, non pas parce qu'elle construit le mieux la masse musculaire, mais bien parce qu'elle est anabolisante pour *tous* les nutriments, pas uniquement la protéine. En d'autres termes, l'insuline est la meilleure hormone pour emmagasiner également les gras et les glucides.

Regardez simplement un individu dont les niveaux de testostérone sont élevés de façon chronique comparativement à un autre dont les niveaux d'insuline sont élevés de façon chronique. La différence entre leur physique sera le meilleur gage du niveau d'anabolisme de chacune des deux hormones.

Évidemment, l'insuline peut être utilisée pour augmenter l'emmagasinage du glycogène ainsi que pour la croissance musculaire en choisissant bien le moment des pointes d'insuline (par exemple, après l'entraînement), mais des niveaux d'insuline élevés en permanence sont plutôt indésirables (à la fois pour la santé et pour la composition corporelle).

En résumé, l'insuline est anabolisante pour *tous* les macronutriments, incluant les gras et les glucides – c'est cette propriété unique, et NON PAS sa capacité à bâtir de la masse musculaire, qui en fait l'hormone la plus anabolisante.

Note rapide : Le matin, ainsi qu'après un entraînement, l'insuline sera plus anabolisante pour les muscles et moins anabolisante pour les cellules adipeuses. C'est l'une des raisons pour laquelle nous profitons de ces moments dans l'Index d'Anabolisme.

Étude de cas : L'insuline en tant qu'hormone la plus anabolisante

Nathan était un ado désespéré qui voulait tout faire ce qui était en son pouvoir pour devenir massif – tout, sauf manger correctement. Il a lu quelque part que l'insuline était l'hormone la plus anabolisante, et puisqu'elle était à la fois légale et facile à obtenir, il pensa que le jeu en valait la chandelle. Après deux ans de (sur)entraînement, et d'habitudes alimentaires pitoyables, une bonne couche de lard recouvrit lentement son corps.

Malgré le fait qu'il a éventuellement mis de l'ordre dans ses habitudes alimentaires, et le fait qu'il écrivit une série d'articles assez connus sur la meilleure façon d'utiliser l'insuline tout en gardant les niveaux de gras au minimum (série d'articles qui est toujours populaire aujourd'hui), le physique qui était jadis musclé et bien défini prit de tristes proportions – la majorité des gains étant sous forme de gras, le reste étant des réserves sursaturées de glycogène, mais PAS de véritable muscle.

Évidemment, il subissait de fréquentes chutes de glycémie, et le dommage potentiel à sa santé demeure encore à ce jour, mais en fin de compte, cela changea pour toujours sa façon de voir l'hormone la plus anabolisante.

Mythe 2. Le sommeil est le moment le plus anabolisant pour la récupération

Probablement le plus vieux et le plus pervers de tous les mythes, le concept du sommeil était le moment le plus anabolisant défie la raison depuis des décennies. Cette idée provient de plusieurs facteurs, le plus connu (et le plus simple) est que nous nous sentons plutôt mal si nous ne dormons pas suffisamment. De plus, lorsque nous ne dormons pas suffisamment, notre performance diminue, nos niveaux de cortisol augmentent et nos niveaux de testostérone sont en chute libre. Il s'agit là d'une situation qui est à éviter.

Qu'en est-il de l'hormone de croissance?

L'un des arguments les plus importants pour le potentiel anabolisant du sommeil est en lien avec la sécrétion d'hormone de croissance (GH). Nous savons que les niveaux de cette hormone très anabolisante sont plus élevés lorsque nous dormons. Ainsi, l'hormone de croissance (GH) rend le sommeil anabolisant, vrai ?

Malheureusement, ce n'est pas le cas, parce que l'hormone catabolisante cortisol est sécrété conjointement à la GH, et en annule en grande partie les effets anabolisants. En fait, cette relation peut même être principalement catabolisante, selon les circonstances.

Et les courbatures… ?

Certains argumentent aussi que nous ne nous sentons pas tout raides après un entraînement à moins d'avoir dormi suffisamment, et que puisque les courbatures sont un signe de croissance, le sommeil est anabolisant. Eh bien, les courbatures elles-mêmes ne sont pas nécessairement anabolisantes, mais c'est là une boîte de Pandore que nous ouvrirons à un autre moment. La chose la plus importante à se souvenir est qu'au mieux, le manque de sommeil est nuisible à la croissance musculaire – *mais aucune indication ne nous permet de dire que le sommeil lui-même est* <u>*anabolisant*</u>.

La différence est que le sommeil est un phénomène naturel qui se produit normalement, et c'est l'absence de ce processus qui est nuisible. Le fait de dormir suffisamment signifie simplement que tout se déroule normalement, non pas que le processus apporte un quelconque avantage – au mieux, son effet est neutre. Par analogie, nous pourrions dire d'une voiture sans essence qu'elle roule « lentement ». Le fait d'ajouter de l'essence rend-il la voiture « rapide », ou la ramène-t-il plutôt à son état normal ?

Le cauchemar du catabolisme

Donc, dormir suffisamment permet de prévenir certains symptômes anti-anabolisants, mais est-ce que cela signifie que le sommeil comme tel est anabolisant ? Comprenez-moi bien : je ne suggère pas que le sommeil n'est pas important. Il l'est, mais il existe un autre angle à partir duquel on peut regarder le tableau : le sommeil est grandement catabolisant. Eh oui, au lieu d'être anabolisant, c'est pendant le temps où nous dormons que se produit la plus grande dégradation musculaire.

Pour employer une fois de plus notre analogie de la construction, nous avons besoin de trois choses pour la récupération et la croissance musculaire :

1) Des matériaux de construction
2) Un signal pour commencer la construction
3) De l'énergie (nouvel élément, mais il est intuitif)

Jusqu'à quel point disposons-nous de chacun pendant notre sommeil ? Nous pouvons avoir le signal pour bâtir la masse musculaire que nous avons récemment entraînée, mais qu'en est-il des deux autres ? Même si vous consommez une protéine « lente » avant le sommeil, vous pouvez arriver à court de matériaux de construction avant de vous réveiller. Sinon, il est clair que vous ne bénéficierez tout de même pas de niveaux optimaux d'acides aminés pour favoriser l'anabolisme. Cela s'applique également à l'énergie requise pour l'anabolisme puisque vous êtes ni plus ni moins en état de jeûne jusqu'au matin. Donc, même si nous n'avions besoin que de deux des trois choses requises pour la croissance musculaire, nous ne serions *toujours* pas en mode anabolisant.

En quoi cela rend-il le sommeil catabolisant? Malheureusement pour nous, la dégradation musculaire n'est pas aussi difficile à déclencher : elle ne requiert *qu'un seul* signal. Pire encore, en l'absence des deux autres composantes anabolisantes (matériaux de construction et énergie), le signal pour commencer la démolition est aussitôt envoyé. En d'autres mots, si nous n'avons pas suffisamment d'énergie ou de protéine dans notre corps, nous entrons en mode catabolisant pour notre masse musculaire. Évidemment, cela se produit pour pratiquement chacun d'entre nous, toutes les nuits.

L'entraînement et la prise de protéine

Ce qui est encore pire est que l'entraînement lui-même, bien qu'étant un stimulus pour la croissance musculaire, est également un stimulus pour le catabolisme musculaire. Cet effet paradoxal peut être expliqué par le fait que notre corps doit dégrader du vieux tissu, usé par l'entraînement. Si nous sommes bien nourris, cela n'est pas un problème, mais si nous sommes en état de jeûne, c'est une situation horrible.

Comme coup de pied final en pleines dents, notre corps ne fait pas que dégrader de la masse musculaire afin que nos organes vitaux comme notre cœur et notre cerveau puisse fonctionner adéquatement. Notre corps dégrade également son propre tissu musculaire afin de fournir des acides aminés à nos autres tissus – principalement notre système digestif. De plus, n'oubliez pas que notre apport protéique élevé, quoiqu'optimal, peut exacerber le processus en entier !

Donc, malgré tous les effets horribles du manque de sommeil, et malgré les pointes d'hormone de croissance, il est clair que le sommeil est affreusement catabolisant. Heureusement, une partie de l'Index d'Anabolisme annule, et même renverse, ces effets négatifs, comme le démontre la **clef No.3** (sevrage protéique) et dans la section « Préparer la boisson protéinée ultime ».

Note rapide : Un sommeil optimal peut être obtenu en pratiquant des méthodes de relaxation et en maintenant une routine constante avant d'aller au lit. Ceci aidera à « engourdir » vos sens ce qui est idéal avant le sommeil.

Mythe 3. Il faut capitaliser au maximum pendant l'heure suivant l'entraînement

La nutrition postentraînement est un sujet chaudement débattu depuis plusieurs années. L'idée est qu'il existe une courte période suivant l'entraînement au cours de laquelle notre corps est plus réceptif aux nutriments, ce qui facilite la récupération. Cela signifie que davantage de protéine ingérée est emmagasinée sous forme de tissu musculaire et que davantage de glucides sont emmagasinés sous forme de glycogène.

Combien existe-t-il de telles périodes?

Le revers de la médaille de ce dogme est que la plupart affirment qu'il existe une durée déterminée, ou « fenêtre d'opportunité », à cette période de récupération accrue. Malheureusement, ce concept a tellement été galvaudé qu'en une seule semaine de lecture, je suis tombé sur plusieurs articles différents, chacun établissant une durée différente à cette « fenêtre ».

La période qui est de loin la plus commune et qui est pratiquement devenue un exemple de futilité est d'une durée de 60 minutes, commençant immédiatement après l'entraînement. Ceci est renchéri par certaines études démontrant que les boissons protéinées consommées postentraînement ont un effet accru sur la récupération si elles sont prises immédiatement après l'entraînement plutôt que quelque temps après.

Ces études ont eu un impact majeur sur la façon dont nous considérons la nutrition postentraînement, et bien que leur application est erronée, l'impact est néanmoins plutôt positif. L'erreur fondamentale dans l'application de ces études est qu'elles utilisent, à tort, des groupes d'études qui ne s'appliquent pas à nous (en ce qui nous concerne).

Application erronée

Précisément, l'étude la plus souvent citée fut menée auprès de sujets âgés soumis à un protocole d'entraînement en résistance. Il est important de comprendre que ce groupe recevait sont apport quotidien de protéine en une seule dose – situation clairement à éviter pour quiconque lisant le présent manuel.

L'autre étude utilisée pour soutenir la thèse de la fenêtre d'une heure postentraînement employa un entraînement cardiovasculaire. Bien que ce type d'entraînement augmente la synthèse protéique, l'issue finale de ce protocole est bien différente de quiconque utilisant l'entraînement en résistance.

En terme d'acquisition de connaissance, ces études devraient être utilisées seulement si elles sont la seule source d'évidence disponible. Donc, afin de les considérer comme invalides, des études plus applicables doivent être faites. Heureusement, elles proviennent du laboratoire dans lequel j'étudiais à l'époque, qui est le même laboratoire qui a fourni la majorité des évidences sur la manière d'optimiser la croissance musculaire.

Lorsque nous examinons des études faites sur des sujets sains, il devient clair qu'il n'existe pas réellement de période définie à la suite d'un entraînement. En fait, l'étude la plus directement applicable pointe à une période de 24 heures (!) pendant laquelle la nutrition postentraînement à des effets accrus !

En passant, on ne parle plus de « fenêtre » du tout rendu à ce point!

Résistance à la protéine : La période stérile postentraînement

En lien avec la notion que l'on croyait vraie auparavant voulant que les boissons protéinées consommées immédiatement après un entraînement procurent les plus grands bénéfices, on découvre que cela est non seulement faux, mais probablement contre-productif. En fait, des études applicables, menées avec des sujets adultes sains soumis à un protocole d'entraînement en résistance démontrent que l'augmentation de la synthèse protéique est 30 % moins élevée si la boisson est prise immédiatement après l'entraînement comparativement à une boisson consommée une heure APRÈS l'entraînement.

Les raisons menant à cet état de résistance à la protéine sont inconnues, mais le tout peut avoir un lien avec la circulation sanguine au tube digestif pendant, et immédiatement après, l'entraînement. Est-ce que cela signifie que nous devons attendre une heure avant de consommer notre boisson postentraînement ? Pas du tout. Ce n'est qu'un point dans le temps utilisé dans une étude plutôt qu'une suggestion comme telle.

Qu'en est-il des glucides?

Une autre raison suggérant de boire une boisson immédiatement après l'entraînement est le renflouement potentiellement accru du glycogène à ce moment. Le concept n'est pas vraiment pertinent pour les athlètes, ni pour les culturistes, parce que la resynthèse du glycogène est facilement augmentée tout simplement comme une conséquence de l'optimisation de la croissance musculaire. En d'autres mots, si nous ne nous préoccupons que de l'optimisation du processus de croissance musculaire suite à un entraînement, la restauration du glycogène se fera tout naturellement.

Sur une note positive supplémentaire, la sensibilité musculaire à l'insuline, qui est un facteur déterminant suite à l'ingestion de glucides et de protéine, est accrue pendant plus de 24 heures suivant un entraînement en résistance. Cela signifie que notre corps est plus susceptible d'utiliser les glucides plutôt que de les emmagasiner sous forme de gras.

Note de science ésotérique : La captation du glucose postentraînement non stimulée par l'insuline ne peut être utilisée sans l'ingestion de glucides à absorption rapide, ce qui, ironiquement (dans ce cas), stimule la sécrétion d'insuline.

Le raisonnement évolué

Considérant que toutes les adaptations que l'on croyait de courte durée se prolongent finalement pour plus de 24 heures, l'idée de limiter la fenêtre favorable est maintenant inadéquate. Cela dit, tout est bien ainsi, car la réalité est encore plus brillante que le mythe.

Il est préférable de voir cette période postentraînement prolongée comme un temps de sensibilité accrue à la protéine et à l'insuline, pendant laquelle nous pouvons optimiser la récupération ainsi que la composition corporelle. En suivant cette ligne de pensée, nous pouvons mieux comprendre notre propre biochimie et nous assurer que nous tirons avantage d'une nutrition adéquate pour des résultats maximaux.

Note rapide: Bien que nous ne sachions pas combien de temps dure la période stérile suite à un entraînement, il y a fort à parier qu'elle est une manifestation d'une réponse métabolique ou digestive à la suite d'un stress (comme l'entraînement). Cela signifie que d'attendre 15-20 minutes après un entraînement devrait nous laisser suffisamment de temps pour dépasser cette période stérile et entrer de plain-pied dans une phase de sensibilité accrue à la protéine.

FAQ. T'as tout faux. Je prends ma boisson protéinée immédiatement après mon entraînement, et je sais que ça m'aide.

R. L'évidence ne suggère pas que de boire « dès que le dernier poids retombe sur le sol du *gym* » est nuisible ou inhibe la croissance musculaire – en fait, ce n'est pas une mauvaise idée, c'est simplement une pratique qui est sous-optimale.

Références sélectionnées

Borsheim E, Tipton KD, Wolf SE, Wolfe RR. Essential amino acids and muscle protein recovery from resistance exercise. Am J Physiol Endocrinol Metab. 2002 Oct;283(4):E648-57.

Calbet JA, MacLean DA. Plasma glucagon and insulin responses depend on the rate of appearance of amino acids after ingestion of different protein solutions in humans. J Nutr. 2002 Aug;132(8):2174-82.

Esmarck B, Andersen JL, Olsen S, Richter EA, Mizuno M, Kjaer M. Timing of postexercise protein intake is important for muscle hypertrophy with resistance training in elderly humans. J Physiol. 2001 Aug 15;535(Pt 1):301-11.

Koopman R, Manders RJ, Zorenc AH, Hul GB, Kuipers H, Keizer HA, van Loon LJ. A single session of resistance exercise enhances insulin sensitivity for at least 24 h in healthy men. Eur J Appl Physiol. 2005 May;94(1-2):180-7.

Koopman R, Wagenmakers AJ, Manders RJ, Zorenc AH, Senden JM, Gorselink M, Keizer HA, van Loon LJ. Combined ingestion of protein and free leucine with carbohydrate increases postexercise muscle protein synthesis in vivo in male subjects. Am J Physiol Endocrinol Metab. 2005 Apr;288(4):E645-53.

Koopman R, Beelen M, Stellingwerff T, Pennings B, Saris WH, Kies AK, Kuipers H, van Loon LJ. Coingestion of carbohydrate with protein does not further augment postexercise muscle protein synthesis. Am J Physiol Endocrinol Metab. 2007 Sep;293(3):E833-42

Levenhagen DK, Gresham JD, Carlson MG, Maron DJ, Borel MJ, Flakoll PJ. Postexercise nutrient intake timing in humans is critical to recovery of leg glucose and protein homeostasis. Am J Physiol Endocrinol Metab. 2001 Jun;280(6):E982-93.

Rasmussen, BB, Tipton KD, Miller SL, Wolf SE, and Wolfe RR. An oral essential amino acid-carbohydrate supplement enhances muscle protein anabolism after resistance exercise. J Appl Physiol 88: 386-392, 2000

Tipton KD, Rasmussen BB, Miller SL, Wolf SE, Owens-Stovall SK, Petrini BE, Wolfe RR. Timing of amino acid-carbohydrate ingestion alters anabolic response of muscle to resistance exercise. Am J Physiol Endocrinol Metab. 2001 Aug;281(2):E197-206

Tipton KD, Borsheim E, Wolf SE, Sanford AP, Wolfe RR Acute response of net muscle protein balance reflects 24-h balance after exercise and amino acid ingestion. Am J Physiol Endocrinol Metab. 2003 Jan;284(1):E76-89.

van Loon LJ, Saris WH, Verhagen H, Wagenmakers AJ. Plasma insulin responses after ingestion of different amino acid or protein mixtures with carbohydrate. Am J Clin Nutr. 2000 Jul;72(1):96-105.

Mythe 4. La glutamine est l'acide aminé le plus abondant dans le muscle.

Ce mythe est sans aucun doute le plus éclaté de toute l'histoire des suppléments, et la mauvaise compréhension de ce seul concept a permis de vendre des tonnes de ce produit. Un mythe paradoxal faisant naître l'idée que la glutamine est la pierre angulaire de la récupération et de la croissance musculaire. En fait, il est commun d'entendre les gens faire référence à ce mythe en tant que seule et unique justification pour leur usage de la glutamine. Le problème réside dans la manière d'énoncer ce mythe : la glutamine est l'acide aminé le plus abondant <u>dans</u> le muscle.

Une autre brique dans le mur

Afin d'expliquer correctement, nous devons nous imaginer une fois de plus qu'une cellule musculaire est similaire à une maison de briques. En utilisant l'analogie voulant que les acides aminés sont comme des briques, nous savons que 20 acides aminés entrent dans la composition des murs de la maison. Afin de rendre les muscles plus gros et plus forts, nous devons épaissir les murs en ajoutant des briques, ce qui est analogue à la synthèse protéique. Souvenez-vous que le fait d'ajouter ces briques d'acides aminés <u>aux murs</u> ne fait pas que grossir les fibres musculaires, mais contribue également au phénomène ne contraction musculaire (c'est-à-dire, la force musculaire).

Il est donc logique de penser que si la glutamine est la « brique » la plus abondante, alors nous avons un plus grand besoin pour cet acide aminé afin de bâtir nos muscles. Le problème est que la glutamine ne contribue pas énormément à la composition des murs eux-mêmes. En fait, <u>des 20 acides aminés utilisés pour construire le muscle, la concentration de glutamine est la 4ième plus faible de toutes</u>. Plutôt que d'être la plus abondante, la glutamine se classe plutôt au 16ième rang.

Ça flotte

Donc, comment la glutamine peut-elle être l'acide aminé le plus abondant ? La réponse est simple : elle ne contribue pas énormément à la structure du muscle comme tel, mais se retrouve plutôt dans la cellule elle-même. Cela équivaudrait à ouvrir les portes d'une maison de briques et à en remplir les pièces de briques de glutamine. La structure et la grosseur des murs de la maison demeurent inchangées – ce qui, pour nous, signifie qu'elle ne contribue pas à la croissance ni à la force musculaire.

Une théorie datant d'une dizaine d'années voulait qu'en ajoutant de la glutamine dans la cellule musculaire, cela pourrait stimuler un effet anabolisant général. Bien que cela était assez vérifiable dans une éprouvette, la théorie fut démontrée comme invalide une fois véritablement testée sur le terrain. En fait, consommer un supplément de glutamine n'augmente même pas la quantité de glutamine dans la cellule musculaire et augmente encore moins le stimulus anabolisant. Davantage d'information se retrouve dans la revue de la glutamine (sous « Revue des suppléments » ainsi que dans le prochain mythe.

Note rapide : Si vous aimez la glutamine, utilisez-la. Le sujet n'est pas très important.

Mythe 5. La créatine est le supplément le plus anabolisant

La créatine est certainement le supplément le plus efficace connu à ce jour en ce qui à trait à l'augmentation de la performance sportive, bien qu'un de ses effets ait été quelque peu exagéré. L'idée que la supplémentation en créatine augmente directement la masse musculaire fut un argument de vente puissant, bien qu'il ne soit pas totalement exact. Ce concept repose sur un phénomène connu sous le nom d'hydratation cellulaire, et se base sur l'idée que d'hydrater nos cellules constitue un signal pour stimuler la croissance musculaire.

Plus précisément, ce mythe se compose de deux parties : 1) la plus importante étant l'idée que le gain de poids initial soit composé de véritable muscle (synthèse protéique). 2) la seconde implique l'exagération du fait que la volumisation cellulaire résultant de l'hydratation stimule la synthèse protéique.

Eau anabolisante

Retournons un peu en arrière et rappelons-nous qu'une cellule musculaire (comme n'importe quelle cellule) est composée en majeure partie d'eau. Une image pouvant aider à visualiser le concept consiste à se représenter un ballon rempli d'eau. La quantité d'eau dans la cellule peut varier non seulement en fonction de la quantité d'eau se trouvant dans notre corps, mais également la quantité de nourriture s'y trouve. Le lien entre le niveau d'hydratation et la quantité d'eau absorbée est évident, mais l'apport de nourriture influence également le volume des cellules musculaire parce que les glucides et la créatine (qui sont à la fois produits et consommés par la viande) sont emmagasinés dans nos muscles, ainsi que *beaucoup* d'eau.

Les molécules de glucides et de créatine sont hydrophiles par nature (attirent l'eau), alors en étant emmagasinées dans le muscle, elles emmènent avec elles de grandes quantités d'eau. De plus, il existe une attraction osmotique, ce qui signifie ni plus ni moins que l'eau est « aspirée » l'intérieur de la cellule afin de conserver l'équilibre eau/créatine – plus de créatine dans le muscle signifie plus d'eau aspirée afin de préserver l'équilibre. Bien que cela soit un point intéressant, le sujet dépasse l'objectif de cette discussion, alors voici le résumé juteux :

Beaucoup de nourriture → Volumisation cellulaire

Créatine : Le veritable *Weight Gainer*

Voilà la raison pour laquelle nous prenons autant de poids lorsque nous commençons à utiliser la créatine. Bien que la sensation ressemble étrangement à du véritable muscle, ce n'est en fait que de l'eau se trouvant à l'intérieur des cellules musculaires. Ceci est analogue à un ballon rempli d'eau. Ça ressemble toujours à un ballon, ça en a la texture, mais il n'est que plus gros.

Cela ne signifie pas que ce gain de poids doive être considéré comme étant illusoire, ce n'est simplement pas exactement ce à quoi cela ressemble. Le phénomène peut tout de même avoir un impact positif pour la plupart des gens, mais le résultat immédiat n'est pas du véritable nouveau tissu musculaire. Il demeure un fait cependant : ce gain de poids peut être nuisible pour ceux participant à des disciplines sportives dans lesquelles le gain de poids doit être limité au maximum.

Application anabolisante

Maintenant que nous savons ce qui se passe, essayons de voir comment la synthèse protéique intervient dans tout ça. Si vous vous souvenez des explications précédentes concernant les exigences énergétiques pour fabriquer de la nouvelle protéine, il faut énormément de nourriture et d'énergie pour que ce processus puisse se produire. Le seul moment où nos cellules musculaires sont vraiment saturées est lorsque notre corps est bien nourri. Commencez-vous à voir une tangente ?

Volumisation cellulaire → Permission d'activer la synthèse protéique

Sur le plan de l'évolution, nos cellules peuvent parvenir à cet état avec beaucoup de nourriture, ce qui signifie que la synthèse protéique peut être déclenchée sans craindre de famine (ce qui est toujours la préoccupation principale de notre corps).

Beaucoup de nourriture → Volumisation cellulaire → Augmentation de la croissance musculaire

C'est cette élégante théorie, qui peut être observée sur des cellules dans une éprouvette, qui a servi de raison pour expliquer que la supplémentation en créatine est anabolisante. Malheureusement, lorsque testée chez des humains sains qui se supplémentaient en créatine, la théorie semblait tomber en pièce. En fait, sur quatre groupes ainsi étudiés, un seul a démontré un quelconque effet positif (ce résultat étant une très légère réduction de la dégradation musculaire).

Application pratique

Ces études n'étaient pas parfaites et on devrait toujours s'interroger à propos des résultats. Plus important pour nous encore, nous devons nous demander si les résultats sont applicables de façon universelle, car les mesures de la synthèse protéique ont été prélevées peu après l'entraînement. Il est possible que la créatine (et par ricochet, l'hydratation cellulaire) puisse augmenter l'anabolisme à d'autres moments que lorsque mesurée. En fait, d'autres études ont démontré que la créatine aide à promouvoir le signal qui déclenche la croissance musculaire, bien que le véritable impact réaliste de cette découverte soit encore inconnu.

La créatine assiste énormément la croissance musculaire et la performance, qu'elle soit légèrement anticatabolisante ou qu'elle nous permette simplement de nous entraîner plus intensément. Cependant, l'idée vouant qu'elle soit très anabolisante compte tenu de la volumisation musculaire et le gain de poids directement observables doit mourir.

Références sélectionnées

Louis M, Poortmans JR, Francaux M, Berre J, Boisseau N, Brassine E, Cuthbertson DJ, Smith K, Babraj JA, Waddell T, Rennie MJ. No effect of creatine supplementation on human myofibrillar and sarcoplasmic protein synthesis after resistance exercise. Am J Physiol Endocrinol Metab. 2003 Nov;285(5):E1089-94.

Louis M, Poortmans JR, Francaux M, Hultman E, Berre J, Boisseau N, Young VR, Smith K, Meier-Augenstein W, Babraj JA, Waddell T, Rennie MJ. Creatine supplementation has no effect on human muscle protein turnover at rest in the postabsorptive or fed states.
Am J Physiol Endocrinol Metab. 2003 Apr;284(4):E764-70.

Parise G, Mihic S, MacLennan D, Yarasheski KE, Tarnopolsky MA. Effects of acute creatine monohydrate supplementation on leucine kinetics and mixed-muscle protein synthesis. J Appl Physiol. 2001 Sep;91(3):1041-7.

Willoughby DS, Rosene J. Effects of oral creatine and resistance training on myosin heavy chain expression. Med Sci Sports Exerc. 2001 Oct;33(10):1674-81

Willoughby DS, Rosene JM. Effects of oral creatine and resistance training on myogenic regulatory factor expression. Med Sci Sports Exerc. 2003 Jun;35(6):923-9

Mythe 6. Les acides aminés ne sont que les composantes de la protéine

La pierre angulaire de l'Index d'Anabolisme est que les acides aminés ont la capacité de stimuler directement la croissance musculaire et la récupération, quel que soit l'état d'entraînement ou l'environnement hormonal. Cela est appelé l'effet pharmaceutique des acides aminés, parce que bien qu'il soit totalement naturel, il s'agit tout de même d'un effet plutôt puissant.

La raison pour laquelle j'en fais encore mention ici est qu'il s'agit là de la pierre angulaire de tout l'Index d'Anabolisme. Il est très important que nous cessions de considérer la nourriture comme du simple carburant – à la place, nous devons voir les nutriments en fonction de comment ils peuvent nous aider à optimiser notre propre biochimie, ce qui est exactement ce que l'Index d'Anabolisme fait.

Note rapide: Utilisez l'Index d'Anabolisme. N'est-ce pas là un conseil génial ?

Mythe 7. Les repas postentraînement sont anabolisants parce qu'ils optimisent notre environnement hormonal.

L'un des arguments de vente majeurs de la nutrition postentraînement est qu'elle diminue les niveaux de cortisol après un entraînement (ou en prévient l'augmentation). Bien que cela soit certainement une idée intéressante, elle n'est pas supportée par grand-chose. En fait, l'étude qui est habituellement citée pour soutenir ce mythe démontre en fait qu'au cours des trois jours qui ont été mesurés, la nutrition postentraînement a plutôt *augmenté* les niveaux de cortisol lors du premier jour. La plupart des autres études qui ont observé ce phénomène n'ont démontré aucun effet.

La raison pour laquelle nous discutons de ce mythe n'est pas pour détruire une idée qui ne possède au fond que très peu de pertinence – la réalité est bien plus complexe que cela. L'idée est que malgré une abondance de faits directs concernant la synthèse protéique, certains se préoccupent encore de manipulation hormonale inconséquente. Bien que ce soit une bonne idée de garder les niveaux de cortisol en laisse après un entraînement, il ne faut pas perdre de vue notre objectif principal, qui est la croissance musculaire.

Par exemple, si toutes les études démontraient qu'une boisson postentraînement augmentait les niveaux de cortisol, cesseriez-vous d'en consommer ? Évidemment non, parce que nous avons vu plus d'une fois que l'effet pharmaceutique des <u>acides aminés provoque une stimulation de la croissance musculaire et de la récupération peu importe l'environnement hormonal</u>. Donc, même si les niveaux de testostérone et d'hormone de croissance diminuent, nous serions tout de même dans un état d'anabolisme grâce à notre prise alimentaire et notre supplémentation.

Acides aminés >> Manipulation hormonale aiguë

Cela ne signifie évidemment pas que la manipulation hormonale ne revêt aucune importance, mais plutôt que face à des données directes de synthèse protéique découlant de la nutrition/supplémentation, les données hormonales deviennent insignifiantes. En d'autres mots, nous savons que l'effet ultime est la croissance musculaire.

Note rapide : Nous entrons dans une ère de manipulation biochimique au moyen de la nutrition, et l'ère de la manipulation hormonale archaïque tire à sa fin.

FAQ — T'as tout faux. Tu dis que la nourriture est plus importante que les hormones, mais je connais un mec qui utilise de la testostérone et il est IMMENSE.

A. Cela indique une confusion entre l'emploi à long terme d'hormones exogènes (introduites dans le corps par une source externe) avec une manipulation aiguë de notre environnement hormonal naturel. Si vous pouviez augmenter 10 fois votre niveau e testostérone, comme l'exemple du mec dans la présente question, alors vous verriez également des changements spectaculaires dans votre composition corporelle. Cela dit, donner un petit coup de pouce à vos niveaux de testostérone pendant une heure (ce qui est probablement le maximum que nous puissions faire) ne semble pas produire autant de résultats que le fait d'optimiser notre biochimie au moyen de la nutrition.

NEUF

Optimisation nutritionnelle

Prise de poids vs. Prise de muscle/perte de gras simultanés

« Qualité, qualité, qualité : ne vous en éloignez jamais, même quand vous ne voyez pas comment vous pouvez vous la payer. Lorsque vous faites un compromis, vous devenez une commodité, et ensuite vous mourrez. »
-Gary Hirshberg

L'une des questions les plus fréquentes à propos de l'Index d'Anabolisme est comment employer ses techniques tout en essayant de perdre du gras et de gagner du muscle à la fois. Ne serait-il pas génial, en plus d'être musclé et fort, d'être également bien défini ?!

De prime abord, cela semble être la combinaison idéale pour un corps idéal, mais ça ne l'est pas. En essayant cette cascade, vous demandez à votre corps de mettre en œuvre deux processus diamétralement opposés en même temps, équivalent à tenter de tomber endormi et de vous réveiller simultanément.

Bien qu'il soit très possible de perdre du gras tout en essayant de gagner du muscle simultanément, cette pratique est sous optimale. Puisque l'Index d'Anabolisme focalise sur l'optimisation de votre nutrition et de votre supplémentation, les processus antagonistes qui doivent se produire pour que ces deux objectifs puissent être atteints simultanément ne fait pas partie de notre plan.

Une analogie qui refroidit

Voici une analogie que je donne souvent : imaginez que vous êtes le responsable de la climatisation et du chauffage d'une petite ville au sud du Canada. Évidemment, puisque le sud du Canada se trouve près du cercle arctique, il fait souvent froid (pensez aux ours polaires, aux igloos – bref, ce genre de trucs). Puisque vous êtes responsables de garder les citoyens bien au chaud en alimentant de bois la chaudière de la ville (la seule source de chaleur disponible), vous devez équilibrer le fait de garder le feu allumé ainsi que de toujours garder des réserves de bois pour alimenter la chaudière.

Si vous utilisez trop de bois, afin de vous assurer que les gens n'auront vraiment pas froid, votre source de carburant s'épuisera, la chaudière s'éteindra et toute la population mourra de froid. Inversement, si vous essayez de n'utiliser que le minimum de bois pour alimenter votre feu afin de préserver au maximum vos réserves de bois, les gens mourront également de froid. Il est donc clair que vous en avez lourd sur les épaules afin de garder tout le monde en vie et de maintenir l'équilibre. Cela dit, si vous disposez d'énormément de bois, alors vous pouvez faire ronfler votre chaudière jusqu'à ce qu'elle rougisse et tout le monde sera heureux. Mais si vos réserves de bois sont presqu'épuisées, il serait complètement idiot de nourrir un feu démentiel parce que vous allez passer à travers vos réserves de bois bien trop rapidement.

Notre chaudière corporelle

Notre corps n'est pas si différent de la chaudière de cette analogie. La disponibilité de notre carburant est représentée par notre apport calorique (nourriture), et notre métabolisme est représenté par la chaudière. Si nous disposons de beaucoup de bonnes calories, notre corps le ressent et fait monter notre métabolisme assez haut – ceci inclut la croissance musculaire. Si, par contre, nous suivons une diète dont les calories sont réduites, notre corps le ressent également et il « sait » que si notre métabolisme ne diminue pas, nous allons manquer d'énergie et finirons par mourir. Ce mécanisme de survie très primitif explique pourquoi les plans alimentaires à calories réduites ne fonctionnent que pendant un certain temps avant que nous soyons forcés de retourner à une alimentation plus « normale ».

Quel est le lien avec la croissance musculaire ?

Eh bien, pour répondre à cette question, il est primordial que vous compreniez qu'il en coûte <u>énormément</u> d'énergie pour bâtir du muscle. Le muscle squelettique est un tissu très actif qui utilise plus d'énergie que n'importe quel autre système du corps, surtout chez les individus qui s'entraînent en résistance.

Même si le processus de contraction musculaire comme tel est considéré comme très efficient, jusqu'à 80% de l'énergie utilisée dans ce processus est perdue sous forme de chaleur (vous savez maintenant pourquoi vous avez chaud pendant un entraînement). Vous savez évidemment que l'activité physique (qui n'est rien d'autre qu'une série de contractions musculaires consécutives) utilise beaucoup d'énergie. En fait, plusieurs d'entres vous font de l'exercice pour cette raison précise !

Ce qui est réellement intéressant est que cette utilisation intentionnelle de l'énergie ne tient pas compte de la grande partie du temps où nous ne contractons aucun muscle. Même pendant ces périodes de repos, nos muscles demeurent actifs, utilisant de l'énergie. C'est la raison pour laquelle l'entraînement en résistance est recommandé, simultanément à l'entraînement cardiovasculaire, pour la perte de gras corporel – nous pouvons ainsi brûler davantage de calories à la fois, en tout temps.

Génial. Maintenant, sérieusement, quel lien avec la croissance musculaire ?

Ce que nous avons tenté de démontrer est qu'une fois construit, le muscle squelettique utilise **beaucoup** d'énergie – un fait bien connu de notre propre corps. Mais comme vous le savez probablement aussi, je n'ai pas encore parlé du processus de *construction* musculaire.

Vous n'êtes sans doute pas surpris de savoir que le processus de croissance musculaire requiert *également* énormément d'énergie. Cela s'explique par le fait que nous construisions essentiellement du nouveau tissu, mais seulement après avoir enlevé tout le tissu endommagé. Bien que cela puisse sembler anodin, le fait est qu'il s'en passe des choses pour avoir simplement balancé quelques haltères.

Pour récapituler, la croissance musculaire requiert beaucoup d'énergie pour :

1) La croissance elle-même
2) Le maintien de la masse musculaire

Pour revenir à notre analogie de la chaudière, la croissance musculaire équivaudrait à bourrer la chaudière jusqu'à ce qu'elle soit rouge vif, utilisant du coup des tonnes d'énergie (bois). Encore une fois, cela s'explique par le fait que le muscle exige beaucoup d'énergie. Cela dit, si nous sommes sur une diète à calories restreintes, ce qui équivaut à avoir peu de réserves de bois, notre corps serait complètement stupide d'essayer de maintenir une telle chaleur (c'est-à-dire, bâtir de la masse musculaire), puisque nous sommes susceptibles d'arriver à court de bois (énergie) et de mourir ! Notre corps lutte donc pour préserver ses réserves de carburant, et l'une des façons par laquelle il y parvient est de limiter la croissance, vois même réduire la quantité, de ce tissu qui est si exigeant sur le plan énergétique : le muscle.

D'arrêté à musclé

Afin d'optimiser la croissance musculaire et la récupération au moyen de l'Index d'Anabolisme, il faut ingérer beaucoup de calories de manière à ce que notre corps sache que l'approvisionnement en énergie (en bois) est suffisant, et que tous les systèmes fonctionnent à plein régime afin de favoriser la croissance et la récupération.

Nous possédons un genre d'interrupteur chimique qui peut « allumer » ou « éteindre » le processus de croissance musculaire. Cet interrupteur se comporte comme un senseur qui mesure la quantité d'énergie dans une cellule donnée (chaque cellule possède sa propre série d'interrupteurs). Tel que mentionné plus tôt, lorsque la quantité d'énergie disponible est trop basse, l'interrupteur interrompt tout processus anabolisant, incluant non seulement la récupération musculaire, mais également l'emmagasinage du glycogène. Si nous disposons d'amplement d'énergie, alors l'interrupteur remet le contact, et la récupération musculaire à lieu.

Application pratique

La clef est de découvrir comment garder l'interrupteur « allumé » afin d'optimiser la croissance musculaire et la récupération. Après tout, s'il est éteint pour de longues périodes de temps, cela signifie que notre récupération sera plus longue que nécessaire, à la fois en ce qui concerne les glucides et les protéines.

La première astuce afin de maintenir le processus anabolisant enclenché est de nous assurer que nous avons suffisamment d'énergie à notre disposition, sous forme de nourriture. En revenant à notre analogie de la chaudière, cela convainc notre corps que tous les systèmes sont en mode anabolisant. Nous traitons de ce sujet dans la section « Suralimentation » de l'autre manuel.

Une autre astuce visant à optimiser la récupération est de nous assurer que nous consommons suffisamment de glucides aux bons moments, pour optimiser le renflouement des réserves de glycogène. Ces niveaux élevés de glycogène dans nos cellules sont un signe que nous disposons d'amplement d'énergie et cela fait en sorte que l'interrupteur reste allumé.

Plus tard dans ce manuel, vous apprendrez comment bien manipuler les glucides et comment les utiliser au profit de votre métabolisme.

Note rapide : Portez attention aux calories! Bien qu'il soit possible de construire du muscle en suivant une diète hypocalorique, cela est sans contredit sous-optimal. Malheureusement, cette restriction calorique n'est pas toujours intentionnelle, et plusieurs personnes se sous-alimentent ainsi alors qu'elles essaient tant bien que mal d'augmenter leur masse musculaire.

Références sélectionnées

Carling D. AMP-activated protein kinase: balancing the scales. Biochimie. 2005 Jan;87(1):87-91

Hue L, Rider MH. The AMP-activated protein kinase: more than an energy sensor. Essays Biochem. 2007;43:121-38

Kahn BB, Alquier T, Carling D & Hardie DG (2005). AMP-activated protein kinase: ancient energy gauge provides clues to modern understanding of metabolism. Cell Metab 1, 15–25

Sebastian B. Jørgensen, Erik A. Richter and Jørgen F. P. Wojtaszewski. Role of AMPK in skeletal muscle metabolic regulation and adaptation in relation to exercise J Physiol 574.1 pp 17-31

Wojtaszewski JF, MacDonald C, Nielsen JN, Hellsten Y, Hardie GD, Kemp BE, Kiens B & Richter EA (2003). Regulation of 5'AMP-activated protein kinase activity and substrate utilization in exercising human skeletal muscle. Am J Physiol Endocrinol Metab 284, E813–E822.

Glucides : Qualité, quantité et *timing*

Nutriments quelque peu énigmatiques comparativement aux autres, les glucides sont importants pour optimiser l'anabolisme, la récupération et la performance. Cependant, ce sont des lames à deux tranchants. L'apport glucidique doit varier selon la tolérance individuelle à ce nutriment, ainsi que la sensibilité individuelle à l'insuline. Ce faisant, nous maximiserons l'anabolisme ainsi que la composition corporelle générale.

Bien que la sensibilité à l'insuline soit beaucoup plus utilisée comme échelle de mesure afin de déterminer le niveau de tolérance aux glucides, la différence entre la sensibilité à l'insuline et la tolérance aux glucides doit être soulignée afin de pouvoir utiliser au mieux chacun des deux paramètres. Malgré l'importance de la sensibilité à l'insuline en ce qui a trait à l'anabolisme, une compréhension et une application de chacun sont essentielles pour des résultats optimaux.

Tolérance aux glucides

Ce paramètre souvent ignoré fait référence à la façon dont notre corps (les muscles, habituellement) absorbe les glucides ingérés ; sont-ils absorbés par les muscles ou par les cellules adipeuses ? Dans plusieurs situations, l'absorption des glucides par le muscle devrait se produire sans sécrétion excessive d'insuline. C'est seulement une fois que la tolérance aux glucides est « saturée » que l'insuline devient un facteur à considérer.

Les réponses de notre corps se font selon un continuum plutôt qu'un seuil d'activation ou point de saturation bien précis – cependant, pour les besoins de notre discussion, visualiser un point de saturation est plus simple. En comprenant à quel endroit les réponses de notre corps se trouvent sur ce continuum, incluant un point de saturation théorique, nous pourrons plus facilement optimiser notre performance, récupération et composition corporelle.

Sensibilité à l'insuline

Quoique similaire à la tolérance aux glucides, la sensibilité à l'insuline fait référence à la réponse spécifique des tissus à l'insuline. Une sensibilité musculaire élevée à l'insuline est idéale afin que les nutriments y soient transportés plus efficacement, combinée à une sensibilité adipeuse faible, ce qui rend l'accumulation de gras corporel plus difficile.

Ce concept a été, par le passé, utilisé de façon interchangeable avec la tolérance aux glucides, malgré leurs différences fondamentales. Afin d'illustrer davantage ce point, imaginez que notre quête pour une composition corporelle idéale soit similaire à une guerre. Dans ce cas, la tolérance aux glucides serait la première ligne de défense, alors que la sensibilité à l'insuline représenterait l'armée de réserve. C'est seulement lorsque la tolérance aux glucides est « submergé » ou « saturé » que l'a sensibilité à l'insuline prends le champ de bataille d'assaut.

L'importance de la tolérance aux glucides

Nous mettons autant d'emphase sur la manière dont notre corps répond à l'ingestion de glucides parce que c'est un facteur déterminant pour la récupération (bon) et l'acquisition de gras corporel (mauvais).

Sur une note positive, nous devons avoir suffisamment de glucides pour stimuler de façon optimale l'anabolisme et renflouer nos réserves de glycogène musculaire – et pour ceux qui ont un métabolisme oxydatif ultrarapide (ceux qui ont énormément de difficulté à augmenter leur masse musculaire), les aliments riches en glucides sont préférables pour augmenter l'apport calorique.

Le revers de la médaille est que si notre apport glucidique est trop élevé, nous parviendrons rapidement à saturation, sécrétant plus d'insuline que nécessaire, et le gras corporel commencera à s'accumuler. C'est un peu comme de faire déborder un seau d'eau ; un petit débordement n'est pas dramatique, car la sensibilité à l'insuline peut passer la vadrouille, mais un sceau qui déborde de façon excessive peut causer des désastres à la composition corporelle, puisque la sensibilité à l'insuline ne sait pas non plus où donner de la tête, causant une accumulation marquée de gras corporel.

Heureusement, ceci est facile à éviter si nous développons la perception de notre propre tolérance aux glucides et sensibilité à l'insuline, et que nous demeurons dans des limites raisonnables.

Sensibilité à l'insuline anabolisante

La sensibilité à l'insuline est plus applicable directement à l'anabolisme parce qu'elle ne dépend pas toujours des glucides. En fait, la sensibilité à l'insuline influence la façon dont les acides aminés sont absorbés par le muscle. Puisqu'il s'agit là d'un facteur déterminant de la croissance musculaire, toute amélioration de ce paramètre est d'importance capitale pour nous.

Plus précisément, il est plus probable que la réponse de l'insuline augmentée après l'entraînement (donc, par ricochet, la sensibilité à la protéine) joue un rôle majeur dans l'anabolisme à ce moment. Cela est provoqué par l'augmentation des matériaux de construction en circulation, de même que la demande supérieure induite par l'entraînement.

En résumé, une sensibilité à l'insuline améliorée peut favoriser le transport des acides aminés à l'intérieur du muscle, ce qui est une grande adaptation anabolisante.

Tolérance et sensibilité : Facteurs déterminants

La variable la plus déterminante du point de saturation glucidique individuel est la quantité absolue de glucides ingérés. Ceci devrait, selon le cas, être modifié selon : la tolérance naturelle aux glucides, le niveau d'activité général, la proportion des calories de la diète provenant des glucides, ainsi que la fréquence, l'intensité, le type et la durée des entraînements.

La sensibilité à l'insuline change selon les mêmes facteurs, ce qui explique pourquoi la ligne entre elle et la tolérance aux glucides fut floue pendant aussi longtemps. Bien qu'il soit important de garder les différences à l'esprit, surtout en ce qui a trait à l'anabolisme, vous serez en mesure de voir comment les termes peuvent être utilisés de façon interchangeable.

1) Tolérance et sensibilité naturelles

Il s'agit de la façon dont notre corps répond naturellement aux glucides ingérés. S'ils sont rapidement absorbés par le muscle et autres tissus non adipeux, alors on dit que l'individu en question est doté d'une forte sensibilité à l'insuline – ce qui est très enviable. Par contraste, une tolérance médiocre aux glucides indique qu'une grande quantité d'insuline doit être sécrétée, ce qui augmente les chances de gains adipeux.

La sensibilité naturelle dépend de plusieurs facteurs - l'âge, particulièrement. Plus une personne vieillit, plus la sensibilité à l'insuline décline et moins la réponse est favorable.

Le pourcentage de gras corporel est un autre facteur déterminant de la sensibilité naturelle à l'insuline, les gens moins gras ont une meilleure sensibilité que ceux ayant davantage de tissu adipeux (ironique, non ?)

Les facteurs ci-haut sont ceux qui ont le plus d'influence, en plus d'être les plus faciles à identifier, déterminant la sensibilité à l'insuline. Par exemple, un individu ans la quarantaine qui est plutôt gras devrait consommer moins de glucides puisqu'il y à de très fortes chances que sa sensibilité à l'insuline soit réduite.

Note rapide : Le test du sommeil

Une bonne manière de mesurer la sensibilité à l'insuline est de porter attention à la façon dont vous vous sentez après avoir consommé une source de glucide (non relié à votre entraînement). Si vous vous sentez fatigué moins de 30 minutes après avoir mangé ces glucides, il se peut que votre sensibilité à l'insuline soit médiocre. En portant attention à la composition totale du repas (incluant les gras et les protéines), vous serez en mesure d'établir une tendance et de déterminer quels aliments vous rendent léthargique – idéalement, aucun ne devrait le faire. Cela dit, bien qu'il ne s'agisse pas d'une façon infaillible de déterminer la sensibilité à l'insuline, cela peut être un outil très utile afin de déterminer combien de grammes de glucides vous pouvez consommer par repas.

2) Niveau d'activité général

Celui-ci est simple parce que plus un individu est actif, plus il sera sensible à l'insuline. Cela signifie qu'une plus grande quantité de glucides pourront être tolérés par le corps, quantité qui sera probablement requise pour une performance optimale. Cela ne fait pas spécifiquement référence au fait de pointer la glycémie après un entraînement, mais plutôt à la quantité totale de glucides à consommer quotidiennement.

Point clef : En règle générale, l'épuisement du glycogène sera le facteur déterminant la quantité totale de glucides.

Âge/Niveau d'activité/% de gras corporel ⇒ Sensibilité à l'insuline à long terme ⇒ Besoins glucidiques à long terme

3) Type d'entraînement

En tant qu'outil de mesure plus précis, ce facteur influence davantage la tolérance aux glucides à court terme ainsi que la prise de glucides subséquente.

Pour plusieurs personnes, le type d'entraînement est simplement la différence entre un entraînement de jambes et un entraînement de bras, alors que pour d'autres, cela consiste à faire 2 heures de course + Fartlek (activité athlétique employant l'environnement immédiat, comme par exemple faire des tractions sur une branche d'arbre, etc.). Ces extrêmes se solderont en des niveaux très différents d'épuisement des réserves de glucides et exigeront des apports glucidiques différents.

Type d'entraînement/Intensité ⇒ **Épuisement du glycogène** ⇒ **Tolérance aiguë aux glucides** ⇒ **Besoins glucidiques à court terme**

Entraînement en résistance

Contrairement à la croyance populaire, l'entraînement en résistance utilise peu de glycogène musculaire comparativement à d'autres formes d'exercice. La quantité utilisée encore moindre si l'entraînement consiste à faire peu de répétitions au moyen de charges lourdes. Un facteur probablement plus important est la quantité totale de masse musculaire utilisée lors d'un entraînement. Un entraînement de jambes épuisera davantage les réserves endogènes de glycogène, alors qu'un entraînement de bras ou d'épaules n'aura qu'un impact mineur. En gardant ces faits à l'esprit, nous pouvons ajuster notre apport glucidique afin de renflouer nos réserves.

Autres types d'entraînement

Les activités impliquant une composante aérobique importante peuvent grandement épuiser les réserves de glycogène musculaire et corporel de sorte qu'un apport glucidique massif soit nécessaire. Qu'il s'agisse d'une pratique de football de deux heures ou d'une séance de tapis roulant d'une heure, les réserves de glycogènes seront épuisées à un degré supérieur qu'avec l'entraînement en résistance uniquement.

Point clef: Il est très important de noter que ces recommandations sont émises avec comme objectif d'optimiser la croissance musculaire et la récupération. Les règles concernant l'apport glucidique pendant une diète conçue pour la perte de gras seraient bien plus strictes, alors que celles concernant l'endurance le seraient moins.

Application pratique: *Timing*

En utilisant les critères ci-haut comme guide, nous serons en mesure de déterminer nos limites en termes de tolérance aux glucides, et de rester à l'intérieur de ces limites. La prochaine étape importante consiste à déterminer le moment où ces glucides doivent être consommés.

Note: L'ingestion de glucides après l'entraînement est décrite dans la section « Nutrition postentraînement ».

Le matin

Il est préférable pour la croissance musculaire que la majorité des glucides soient consommés plus tôt dans la journée. Cela s'explique par le fait que la tolérance aux glucides régresse au cours de la journée. Un jeûne nocturne (sauf pour les protéines) renverse cette tendance, remettant ni plus ni moins le compteur à zéro, augmentant notre tolérance aux glucides pour le jour suivant.

Pour le premier repas liquide de la journée, un ratio de 1:1 glucides:protéine est préférable, bien que la quantité de glucides puisse être modifié selon la tolérance de l'individu aux glucides.

Malgré tout le sensationnalisme concernant la période immédiatement après l'entraînement, nous savons que la sensibilité postentraînement est accrue pendant plus de 24 heures après l'effort. Cela signifie que notre tolérance aux glucides sera grandement augmentée simplement à cause de l'entraînement. Bien que cet effet influence grandement la quantité de glucides que nous pouvons consommer sans effet négatif, il est quand même sage d'utiliser le guide ci-dessous pour déterminer l'apport glucidique général.

Guide des quantités pour la tolérance aux glucides

Élevée : consommer des glucides au besoin, mais grandement les réduire, ou les éliminer complètement, lors du repas nocturne final

Modéré : le 2/3 des glucides devrait être consommé pendant la première moitié de la journée, puis la quantité devrait être diminuée progressivement pour le reste de la journée. Les glucides peuvent être employés pour des apports pulsatoires de protéine, idéalement après l'entraînement.

Faible : la consommation de glucides est divisée entre le repas de la journée et l'heure immédiatement après l'entraînement (la quantité totale est quand même restreinte). Aucun glucide n'est utilisé pendant l'apport pulsatoire de protéine.

Application pratique : la qualité

Pour la majorité, la qualité des glucides devrait être élevée pendant toute la journée. Cela signifie que les types de glucides ingérés devraient consister de glucides à digestion lente. Cela nous assurera une sécrétion d'insuline modérée, ce qui nous aidera à minimiser à la fois les gains adipeux et la sensation de sommeil. Consommer la majorité des glucides avec des légumes et des gras nous aidera à protéger notre protéine (**Clef No.5**) et à garder nos niveaux d'insuline en laisse.

Les principales exceptions concernant la qualité des glucides sont lors d'apports protéiques pulsatoires ainsi qu'avant et après l'entraînement. Pendant ces moments, il est préférable de consommer des glucides qui seront absorbés rapidement, ce qui aide à favoriser l'anabolisme. Ce sujet est décrit en profondeur tout au long de ce manuel.

Les gras : Faits et fiction

Aucun manuel sur la nutrition ne serait complet sans une section sur les gras. Au lieu d'une explication redondante à propos de ce que sont les gras, je crois qu'il est préférable de vous présenter une description plus pratico-pratique de la façon dont ils peuvent nous aider.

Les gras sont mauvais pour vous

Ce sous-titre reflète une mentalité datant de plus de 20 ans et semble toujours bien vivante chez la population en général. Laissez-moi vous dire ici, une fois pour toutes, que tous les gras ne sont pas mauvais et même que la plupart de ceux qui le sont ne le sont pas toujours. En fait, plusieurs gras ont des effets positifs sur notre santé et peuvent être utilisés non seulement pour l'améliorer, mais également pour supporter l'anabolisme et la performance.

Tout comme les protéines sont composées d'acides aminés différents, les gras varient également dans leur forme – et peuvent avoir des effets étonnamment différents sur notre corps.

Comment les gras peuvent nous aider

Pour nos besoins, l'effet principal des gras provient du fait qu'ils entrent dans la composition des membranes de nos cellules. Cela signifie que les gras que nous mangeons deviennent partie intégrante de ces « sacs » ou « contenant » entourant nos cellules. Loin d'être des structures inertes, ces membranes sont une structure fluide et vivante ayant un rôle précis dans le fonctionnement de nos cellules. Ce qui est important de savoir est que l'apport de gras dans notre alimentation influence les gras dans nos membranes cellulaires, et par ricochet de nombreux effets biochimiques (la croissance musculaire et la perte de gras n'étant pas les moindres).

Par exemple, nous pouvons savoir que certaines hormones (comme l'insuline) se lient à des récepteurs sur la surface extérieure des cellules. Ces récepteurs font partie intégrante de la membrane cellulaire et peuvent grandement influencer la membrane elle-même. Selon les types de gras composant les membranes cellulaires, ainsi que la quantité de chacun, nous pouvons stimuler, influencer ou inhiber la manière dont ces récepteurs fonctionnent.

À propos de l'inflammation

Un autre exemple important implique la façon dont nos cellules (incluant les cellules musculaires) se comportent face au stress, comme dans le cas de l'entraînement. Encore une fois, le type de gras dans nos membranes cellulaires, et la quantité de chacun, jouera un rôle dans la façon dont cette cellule, et par extrapolation, notre corps en entier, réagit. Cela est particulièrement vrai pour le processus d'inflammation, qui découle de tout type de stress cellulaire. Le dommage musculaire que nous provoquons avec l'entraînement ne fait pas exception en ce sens qu'il déclenche la réponse d'inflammation.

Sans entrer dans les détails, l'inflammation est une série de réactions chimiques qui se produisent dans nos cellules, commençant avec – vous avez deviné – les types et la quantité de gras se trouvant dans nos membranes cellulaires. Certains d'entres vous peuvent même savoir qu'en consommant de l'huile de poisson, nous pouvons augmenter la quantité d'Oméga-3 dans la composition de nos membranes cellulaires et subséquemment réduire la réponse à l'inflammation. Plus précisément, cet effet est reconnu pour ses propriétés à la fois anticatabolisantes et antianabolisantes pour le muscle.

C'est la présence des gras dans nos membranes cellulaires qui fait de ceux-ci des relais si puissants de l'inflammation et des réponses subséquentes – ils sont à l'origine de la réaction, alors que les autres anti-inflammatoires tendent à influencer les réactions chimiques subséquentes.

Autres effets

Évidemment, cette brève discussion sur les gras ne fait qu'effleurer la surface du rôle des gras, mais il est important de comprendre que lorsque nous en ingérons, ils deviennent partie intégrante de notre corps et peuvent avoir un impact puissant sur notre biochimie.

En résumé, les effets sur la croissance musculaire incluent : la production d'hormone (pour la croissance musculaire et la perte de gras), l'adaptabilité de nos cellules nerveuses – incluant notre cerveau – (pour la force musculaire), récupération plus rapide, diminution de la dégradation musculaire et amélioration de la réponse hormonale.

Types de gras

De concert avec la compréhension des effets des gras, il est important de considérer les types de gras ainsi que leurs sources.

1) Oméga-3

Compte tenu de ces bénéfices pour la santé, il s'agit du meilleur type de gras que nous puissions consommer. Malheureusement, avec son efficacité vient également son instabilité (c'est à dire, sa sensibilité à la chaleur et la lumière) qui requiert une attention spéciale lors de l'achat et de la consommation. De grandes quantités de ce type de gras se retrouvent dans le lin, les noix, les poissons ainsi que leurs huiles respectives. Il est fortement recommandé.

2) Oméga-6

Étant le type de gras dominant dans notre diète, les oméga-6 proviennent de sources naturelles telles les huiles de maïs, de carthame et de tournesol. Bien qu'ils soient modérément sains comparativement à la plupart des autres gras, la plupart des gens en consomment de façon excessive, au détriment des oméga-3. Un apport moindre d'oméga-6 est habituellement recommandé.

3) Monoinaturés

L'huile d'olive est considérée comme étant la principale source de gras monoinsaturé, et procure toute une gamme d'avantages pour la santé. Considérée comme l'huile de cuisson par excellence, les avantages de l'huile d'olive sont apparents compte tenu de la popularité de l'alimentation Méditérannéenne. D'autres sources incluent les avocats ainsi que l'huile de canola, tout comme les amandes, les noix d'acajou et les noix de macadam. Ils sont fortement recommandés.

4) Saturés

Ainsi nommés compte tenu de leur structure chimique, les gras saturés sont prédominants dans la plupart des produits animaliers. Quoique n'étant pas spécifiquement dangereux, la plupart des gens en consomment de façon ridiculement abusive et doivent ensuite faire face aux fâcheux problèmes de santé qui en découlent. Le retrait total de ce type de gras dans l'alimentation n'est pas nécessaire, mais une forte diminution est habituellement recommandée.

5) Trans

Il semble que les gras trans (comme les huiles hydrogénées) soient enfin reconnus comme l'ennemi public numéro un, ce qui est une excellente chose. Les gras trans sont des gras naturels qui ont été chimiquement altérés –

transformés de manière à être plus polyvalents et plus stables. Compte tenu des implications négatives pour la santé découlant de la consommation de ces gras, ils sont à proscrire complètement. Malgré leur présence abondante dans notre société, ces types de gras n'ont aucune place dans nos assiettes.

Applications pratiques

Les gras devraient être consommés préférablement avec tout repas n'impliquant pas d'apport protéique pulsatoire. Ils aident à promouvoir la stabilité de la glycémie et augmentent le niveau de satiété de n'importe quel repas. La quantité totale dépend de la tolérance aux glucides ainsi que des besoins caloriques généraux.

Par exemple, plus une personne est intolérante aux glucides, plus elle devrait consommer de gras, au détriment des glucides et des calories totales. De même, si un individu n'a qu'un petit appétit, mais une forte tolérance aux glucides, alors les gras peuvent simplement être utilisés pour augmenter les calories. Compte tenu de leur densité calorique comparativement aux autres nutriments, les gras fonctionnent bien en ce sens – trop bien pour plusieurs personnes.

Pourcentages de pourcentages

En ce qui à trait au pourcentage dans l'alimentation, les gras comptent pour environ 33-50% de l'alimentation lorsque l'individu tente d'augmenter sa masse musculaire. Encore une fois, ces recommandations sont à raffiner selon les besoins caloriques, la tolérance aux glucides et les préférences personnelles.

L'apport de gras devrait également être une préoccupation, compte tenu des effets différents de chaque type. Pour la majorité des gens, un ratio de 1 :1 :1 :1 (Oméga-3 :Oméga-6 :Monoinsaturé :Saturé) est le plus efficace. Notez que les gras trans ne font pas du tout partie de cette recommandation.

En guise d'exemple très simple, utilisons l'exemple typique de l'athlète de 200lb qui s'entraîne à fond. S'il à besoin de 4000 calories par jour pour la croissance musculaire, alors 2000 calories ou approximativement 200g de gras, est optimal. Cela signifie environ 50g de chacun des types de gras.

Note rapide : L'incorporation d'acides gras dans les membranes cellulaires est un processus très long ; ne vous faites pas de bile si chacun des ratios n'est pas parfaitement respecté à chaque jour. Il est assez simple de compenser lors des repas suivants. Par exemple, si vous avez manqué de gras monoinsaturés un jour donné, vous pouvez tout simplement en consommer un peu plus le jour suivant.

Timing des repas:
Une approche du 21e siècle

En tentant d'optimiser notre biochimie interne, et subséquemment, nos résultats, il est important de considérer le moment de nos apports alimentaires dans leur globalité. Bien que l'importance de cette pratique soit largement reconnue dans les moments précédents ou suivants un entraînement, il est tout aussi important de porter aussi attention aux autres moments.

Utiliser le dogme

Le premier point qui doit être considéré est celui de la règle de 3 heures. Celle-ci stipule que si vous mangez toutes les 3 heures, alors vous favoriserez la fois la croissance musculaire et la perte de gras. Trois idées de base supportent cette règle :

1) Le flot anabolisant: en fournissant un flot constant de protéine à nos muscles, nous pourrons optimiser notre croissance

2) Maintien de l'insuline : en maintenant un apport constant de nourriture, nous pourrons stabiliser nos niveaux d'insuline et ainsi minimiser l'accumulation de gras

3) Survoltage métabolique : en nous assurant que notre corps n'entrera pas en « mode famine », notre métabolisme ne sera pas réduit au profit de la survie (ce qui se produit à chaque fois que nous sommes en manque d'énergie au niveau cellulaire). Cela signifie que notre métabolisme demeurera élevé en tout temps.

Pour quelqu'un n'ayant jamais considéré une autre pratique que de manger lorsqu'il a faim, ou n'ayant jamais pensé briser le moule des « trois repas par jour », ce nouveau concept peut sembler révolutionnaire. Mais la question que nous devons nous poser est : est-il optimal ?

Bien qu'il ne soit pas strictement dangereux de manger aux quelques heures, il semble que cette pratique ait été poussée à l'extrême par certains – au point de devenir dogmatique. Mais sur quoi se basent-ils ? Est-ce que cette pratique pourrait même nuire à notre progrès ? Oui.

Nuire à l'anabolisme

Examinons d'abord l'idée voulant qu'un flot constant d'acides aminés soit idéal pour la croissance. Découlant évidemment de ce que nous savons sur l'apport protéique pulsatoire et la résistance à la protéine, un apport parfaitement stable d'acides aminés est *l'exact opposé* de ce que nous désirons ! Souvenez-vous que notre corps répond aux augmentations des niveaux d'acides aminés dans la circulation sanguine, alors qu'un apport stable représente la mort de la croissance musculaire.

Il est inévitable que nous ayons un apport à peu près constant d'acides aminés dans notre sang, parce qu'il est plutôt difficile de bénéficier d'apports protéiques pulsatoires toute la journée, et ne soyons pas dupes au point de penser qu'une telle pratique est optimale.

Note rapide : Des recherches préliminaires récentes suggèrent que de manger plusieurs petits repas (afin de maintenir un apport d'acides aminés constant au corps) est moins efficace pour la croissance musculaire que de manger de plus gros repas, moins fréquemment. Cela est sans doute causé par l'élimination de tout apport pulsatoire de protéine. Attendez-vous à entendre parler de cela plus souvent à l'avenir.

Les bons points

Parlons maintenant du concept de niveaux stables d'insuline, qui est supporté par quelques évidences. Mis à part la boisson matinale, ou les boissons consommées avant et après l'entraînement, il est habituellement préférable de garder des niveaux d'insuline faibles et stables. Ceci permet non seulement de faciliter la perte de gras, mais également de minimiser la quantité de gras emmagasinée (une distinction subtile, mais importante). Certains argumenteraient peut-être que cette seule raison justifie la règle du repas toutes les 3 heures, mais nous devons également considérer ce que nous pouvons laisser de côté si nous répartissons nos repas différemment.

Aller aux extrêmes

Supposons que la gestion de l'insuline ainsi que le maintien métabolique soient idéaux si nous mangeons à chaque période d'environ 3 heures. Nous devons nous demander si nous ne passons pas à côté de choses importantes si nous mangions plus ou moins fréquemment. Par exemple, supposons que nous avalons un gros steak avec une salade (accompagnée d'une huile quelconque comme vinaigrette) ainsi qu'un gâteau au chocolat pour dessert. Devons-nous réellement manger 3 heures plus tard, même si nous nous sentons toujours « pleins » ? Évidemment, non ! Il s'agit là du premier problème découlant de cette règle générale du « repas toutes les 3 heures ».

À l'autre extrême, si nous consommons une boisson matinale composée d'hydrolysat de lactosérum et de glucose, devons-nous attendre 3 heures avant de prendre notre prochain repas? Évidemment non ! Non seulement serions-nous dans un état de jeûne protéique pendant quelques heures (que nous savons plutôt catabolisant selon la **clef No.3**), nous subirions également sans aucun doute une chute de glycémie (qui est également catabolisante, sans mentionner plutôt déplaisante).

La clef est l'apport alimentaire

Lorsque nous pensons au fait de manger, évidemment nous pensons à de la nourriture entrant notre bouche. Bien que cette description soit suffisante pour nos besoins quotidiens, ce n'est pas de cette façon que nos cellules perçoivent ce même concept – et c'est justement le « point de vue » de nos cellules qui est d'une importance capitale pour optimiser le processus.

Souvenez-vous qu'une fois que la nourriture entre dans notre tube digestif, elle doit être digérée, puis absorbée. Les nutriments entrent ensuite dans la circulation sanguine, à partir de laquelle ils entrent dans nos cellules. Il est vraiment important de garder ceci en tête, car, ce faisant, il devient clair que nos cellules se nourrissent à partir de notre tube digestif et non pas à partir de notre bouche. Cela signifie alors que la règle de la prise alimentaire aux 3 heures n'est pas optimale en tout temps puisqu'elle ne tient pas compte du véritable niveau de satiété de notre corps !

Pourquoi mangeons-nous

Si nous concentrons sur le fait que nos cellules sont nourries à partir de notre tube digestif et de notre circulation sanguine, cela modifiera alors notre façon de nous nourrir par la bouche, du moins temporairement. Revenons à notre exemple extrémiste afin d'illustrer le côté pratique de cette logistique.

1) Le repas lent

Si nous mangeons un gros repas, incluant des gras et des protéines à digestion lente, il est clair que notre corps sera nourri pendant plusieurs heures. Cela s'explique par le fait que le gras, ainsi que la protéine à digestion lente (et, idéalement, des fibres) ralentiront la digestion/l'absorption des nutriments, ce qui fournira à nos cellules un apport nutritif plus stable. Consommer davantage de nourriture trois heures plus tard (par exemple) provoquerait alors une congestion dans notre tube digestif, qui est encore en train de traiter le repas précédent. Cela peut avoir un impact négatif sur la digestion (qui ne pourra pas se faire de façon optimale dans de telles circonstances), en plus de contribuer à un excès calorique, et possiblement un inconfort gastrique.

2) Le repas rapide

Consommer une boisson à digestion/absorption rapide au levé provoquera un apport pulsatoire rapide de protéine, et possiblement d'insuline. Ceci est optimal pour l'anabolisme et la récupération, mais il faut s'assurer de pouvoir manger encore peu après la prise de ce repas. Cela s'explique par le fait que toute la nourriture est absorbée si rapidement qu'une fois tous les nutriments utilisés, il peut se produire un déficit ! Cela signifie que notre environnement anabolisant interne peut rapidement devenir catabolisant si nous ne sommes pas prudents. Cela dit, rassurez-vous, car le simple fait de consommer un peu de nourriture (ou une autre boisson) 60 minutes après la première boisson à absorption rapide comblera tous nos besoins.

Application pratique

Maintenant que nous comprenons l'importance du *timing* des repas, il est capital de déterminer comment nous allons nous y prendre. Initialement, cela requiert un peu d'attention aux types d'aliments que nous consommons ainsi qu'à la façon dont notre corps réagit. Par exemple, si nous avons chaud suite à la prise d'un repas (un phénomène naturel connu sous le nom de thermogénèse), cela signifie que notre corps est en train de travailler à la digestion de ce repas, et que nous n'avons pas besoin de manger à nouveau. Évidemment, il est important de distinguer ce type d'élévation de température et les variations de température induites par l'exercice ou l'environnement (soleil, chauffage trop élevé, etc.).

Nous pouvons également mesurer la façon dont notre corps réagit aux repas contenant des glucides selon notre niveau de fatigue, ou de léthargie, qu'ils produisent. Par exemple, si vous consommez un gros repas et devenez léthargique peu après, cela signifie que votre réponse de l'insuline au repas est grande, et vous aurez peut-être besoin de remanger plus tôt qu'il ne serait optimal de le faire autrement (ne serait-ce que pour préserver la stabilité de votre glycémie).

Note rapide: Bien des gens attribuent la sensation de fatigue après un repas à l'acide aminé tryptophane. Bien que celui-ci ait un certain rôle à jouer, l'effet sédatif est plus directement attribuable à une sécrétion massive d'insuline. Après tout, une diète à teneur élevée en protéine contient également beaucoup de tryptophane, mais ne produit pas d'effet sédatif à chaque repas. En étant attentif à cette variable, vous serez en mesure de déterminer comment votre corps répond à un repas en particulier, et vous pourrez ainsi ajuster la fréquence de vos prises alimentaires.

Conclusion

Déterminer la façon dont votre corps réagit à certains aliments ainsi que leurs combinaisons peuvent requérir un peu de travail initialement, mais les résultats en vaudront la peine. Alors que nous devons composer avec les limites pratiques de notre mode de vie, il est possible de manger de manière à optimiser les paramètres temporels tout en mangeant « normalement ». Ces concepts ne sont pas mutuellement exclusifs. Plus importants encore, les effets sur la composition corporelle, la performance et la santé seront étonnants.

Comment agencer le tout

Ce manuel contient énormément d'information nouvelle. Cette section est donc requise afin de voir comment tout cela peut s'imbriquer dans un système cohérent. Comparez cela avec le fait de joindre les pièces individuelles d'un casse-tête afin de produire des résultats optimaux.

NOTE : Voyez la section « Masses et mesures » pour une charte de conversion des mesures les plus communes ainsi que le contenu en protéine d'aliments communs.

Dans les exemples suivants, nous utiliserons un athlète de 220lb (100kg) dont le pourcentage de gras est faible (10 %).

Comment débuter : Première étape

La première chose à faire consiste à déterminer combien de calories nous devons consommer chaque jour. Cela peut être fait en utilisant le multiplicateur ci-dessous.

Exemple :

Individu de 220lb avec 10 % gras corporel =200lbs de masse maigre

NOTE: Utiliser des approximations de pourcentage de gras est acceptable comme point de départ.

Les estimés caloriques sont agencés à un multiplicateur spécifique selon plusieurs facteurs individuels.

Multiplicateur : Ce nombre s'échelonne de 10 à 20 et est utilisé pour déterminer e nombre de calories initiales lorsque combiné à la quantité de masse corporelle (masse maigre).

Considérations pour déterminer un multiplicateur : Il existe plusieurs facteurs qui influenceront le choix d'un multiplicateur. Quelques exemples : niveau d'activité, métabolisme de base naturel, niveau de masse musculaire et pourcentage de gras.

Exemple : Considérant que notre sujet hypothétique est très actif et possède une quantité modérée de masse maigre, le multiplicateur de départ choisi est 18. Comme toujours, ce nombre sera ajusté selon sa réponse à la diète.

200lbs x 18 = 3600 Calories par jour

Pour un individu moins actif, un multiplicateur plus faible est recommandé – vous seul savez à quel point vous êtes actif et comment votre corps répondra à un apport calorique élevé. Évidemment, nous utilisons des chiffres très approximatifs, mais selon mon expérience avec mes clients, il s'agit d'excellents points de départ. À partir de là, nous raffinerons les besoins caloriques selon nos résultats. Une telle fluidité et une telle évolution sont les seules manières de véritablement personnaliser votre programme.

Comment fractionner les macronutriments : Deuxième étape

Ensuite, nous devons déterminer la meilleure manière de fractionner les macronutriments, en demeurant à l'intérieur de limites raisonnables de nos besoins caloriques. Cela offre également le luxe d'être évalué selon le mode de vie et préférences personnelles, la tolérance aux glucides étant un facteur déterminant.

Exemple : Notre sujet est modérément défini et s'entraîne intensément et fréquemment. Il aura donc une tolérance aux glucides assez élevée. Heureusement, il aime les glucides, ce qui l'aidera dans l'atteinte de son objectif calorique (ce qui peut souvent être un défi pour certains).

Les proportions de macronutriments sont déterminées avant la quantité véritable, et comme vous vous en doutez, cela gravite autour de la protéine. La quantité quotidienne de protéine est déterminée par le calcul de la masse maigre X 1.5g.

200lbs x 1.5 = 300g de protéines quotidiennes

Les glucides et les gras composeront la diète à parts égales (en termes de calories), qui peuvent maintenant être calculées. En utilisant cette information, ainsi que la conversion de masse calorique appropriée (c'est-à-dire : les glucides et les protéines fournissent 4 calories par gramme, les gras 9 calories par gramme), la fragmentation se ferait comme suit :

300g de protéines x 4 =1200 Calories

3600 (Calories totales) – 1200 (Calories provenant des protéines) = 2400 Calories (divisées également entre les glucides et les gras)

300g de glucides x 4 =1200 Calories
133g de gras x 9 = 1200 Calories

Ou, si vous préférez : 33:33:33 (P:C:F)

NOTE: La proportion isocalorique de cet exemple est simplement une coïncidence dans ce cas.

Souvenez-vous: il est important de vous rappeler que les nombres que vous avez obtenus ne sont que de simples guides, et varieront selon la journée. Cela est acceptable pourvu que le tout soit plus ou moins équilibré en fin de compte, tous les 4 jours.

Répartition des repas: Troisième étape

Maintenant que nous savons quelle quantité de calories et de chacun des macronutriments nous devons consommer, comment répartir le tout dans notre alimentation ? Si nous divisons les différentes quantités en 5 repas quotidiens (par exemple), nous obtenons alors un plan plutôt simpliste, sans mentionner peu pratique. Il est préférable de déterminer votre horaire de repas, et procéder à partir de là.

Exemple :

7:00 Boisson matinale (1)
8:30 Repas (2)
13:00 Repas (3)
17:00 Repas postentraînement (4)
18:30 Repas postentraînement (5)
19:15 Repas (6)
23:00 Repas avant le coucher (7)

Souvenez-vous qu'il ne s'agit ici que d'un exemple et non pas d'une suggestion que vous devez consommer sept repas par jour (même s'il s'agit ici d'une journée d'entraînement).

Point clef: Remarquez que l'horaire des repas est tributaire du type de repas ainsi que du mode de vie de la personne, qui est compatible avec « *Timing* des repas: une approche du 21e siècle ».

Distribution des nutriments au cours de la journée : Quatrième étape

Une fois que nous avons déterminé l'horaire des repas en tenant compte de notre travail/école/mode de vie, nous devons parvenir à une distribution approximative pour chaque repas. Alors que cela est relativement facile à faire avec les repas liquides, les repas solides sont un peu plus difficiles à gérer.

Si nous commençons avec les repas liquides de la journée, nous pouvons éliminer la moitié des prises alimentaires et parvenir à une distribution plus précise des nutriments.

En nous basant sur les autres sections du manuel, nous savons que le premier repas contiendra environ 40 grammes de protéines, 30 grammes de glucides et 0 gramme de gras, (40P/30Gl/0Gr, respectivement). Les repas pré et postentraînement contiendront en moyenne 45P/30Gl/0Gr, et le repas final de la journée contiendra 60P/0Gl/35Gr. Ceci compte pour un total de 190P/90Gl/35Gr, ou 1435 calories par jour.

À partir de là, nous pouvons distribuer à peu près uniformément le reste des nutriments dans les trois repas restants, soit 110P/90Gl/35Gr ÷ 3.

NOTE : La quantité de glucides est généralement plus élevée dans les repas solides compte tenu de la digestion plus lente (et réduction subséquente dans la sécrétion d'insuline)

Aide-mémoire : Souvenez-vous qu'une échelle de valeur nutritionnelle est un objectif plutôt qu'une prescription très précise (par exemple : « Je dois absolument consommer 30 grammes de protéines, 80 grammes de glucides et 30 grammes de gras dans ce repas. »)

Exemple :

Meal	P	Gl	Gr
7:00 Boisson matinale	40g	30	0
8:30 Repas 2	30g	80	10
13:00 Repas 3	25g	75	40
17:00 Repas postentraînement	40g	30	0
18:30 Repas postentraînement	50g	30	0
19:15 Repas 6	35g	45	30
23:00 Repas avant le couché	60g	0	35
TOTAL	280	290	115

=3315 Calories

Notez que le total de calories est un peu faible, et que les quantités de nutriments ne sont pas exactes – en fait, cet exemple ressemble davantage à ce qui est possible de faire pour la plupart des gens, et cela est parfaitement acceptable. Nous devons composer avec les limites de ce qui est *raisonnablement* atteignable.

Ajouter les suppléments : Cinquième étape

L'emploi de suppléments dépend de l'individu, mais notre sujet est préoccupé par la croissance musculaire et la performance. Bien que l'argent soit toujours un facteur limitant, il n'est pas un obstacle dans l'exemple suivant.

<u>7:00 Boisson matinale</u>
20g Hydrolysat de lactosérum
20g Isolat de lactosérum
20g Sucrose
10g Glucose
10g *BCAA*
5g Beta Alanine
500mg Carnitine Tartrate

<u>8:30 Repas 2</u>

½ Multivitamine
3g Capsules d'acides gras essentiels

<u>13:00 Repas 3</u>
10g *BCAA*

<u>17:00 Repas postentraînement</u>
30g Hydrolysat de lactosérum
10g Isolat de lactosérum
20g Glucose
10g Waxy Maize Starch
5g BCAA

<u>6:30 Post Workout Meal</u>
20g Hydrolysat de lactosérum
30g Isolat de lactosérum
20g Glucose

10g *Waxy Maize Starch*
5g *BCAA*
5g Monohydrate de créatine
¼ cuil. Thé Sel de table
5g Beta Alanine
500mg Carnitine Tartrate

<u>22:15</u>
ZMA (40mg zinc et 560mg magnésium)

<u>23:00 Repas avant le couché</u>
60g Caséine
15g Huile de lin
15g Huile d'olive
½ Multivitamine
10g *BCAA*
3g Capsules d'acides gras essentiels
500mg Carnitine Tartrate

Aides-mémoires rapides

Souvenez-vous que nous voulons garder les repas du matin, pré et postentraînement aussi facile et rapides à digérer et à absorber que possible. Cela est accompli en utilisant les ingrédients listés.

Les repas pré et postentraînement sont consommés 15 minutes avant et après l'entraînement, respectivement.

Le repas final de la journée doit soutenir le corps pendant toute la nuit. Cela est possible en utilisant une protéine à digestion lente, ainsi que du gras, ce qui favorisera un flot constant d'acides aminés dans la circulation sanguine.

Points rapides

- La multivitamine est divisée en deux afin de favoriser une distribution plus uniforme ainsi que pour limiter les pertes

- Les capsules d'acides gras essentiels sont à utiliser avec les repas à digestion lente seulement

- 60 grammes de caséine sont utilisés, au lieu des 80 grammes recommandés, compte tenu de restrictions financières

- La bêta alanine et la créatine sont utilisées après l'entraînement pour tirer profit du besoin accru du corps ainsi que de l'absorption favorisée par les autres composantes de la boisson

- L'emploi des *BCAAs* est réparti sur toute la journée pour maximiser l'effet et minimiser l'oxydation

- Souvenez-vous que le sel de table est utilisé pour assurer une absorption optimale de la créatine par le muscle

En conclusion

L'objectif de l'exemple ci-dessus n'est rien d'autre que cela : un exemple. Cela dit, il semble tout de même assez près de ce qui pourrait être idéal pour plusieurs lecteurs. En utilisant une approche « par étape » à la conception d'un plan alimentaire, le processus compliqué devient beaucoup plus facile. Les caractéristiques nutritionnelles doivent être établies en utilisant les différents guides présentés dans le reste du manuel. Enfin, c'est seulement après avoir établi la composition des repas ainsi que leur répartition au courant de la journée que les suppléments peuvent être insérés dans l'équation.

En assemblant tout ceci, vous optimiserez sans doute votre croissance musculaire, votre récupération ainsi que votre performance. Maintenant, allez-y !

Recettes de boissons protéinées

Aucun manuel de nutrition et de supplémentation ne serait complet sans une liste des recettes favorites de l'auteur. En tenant compte de l'importance de la protéine dans notre alimentation, cette section est d'une importance capitale pour éviter la monotonie.

Le parfait au mimosa pour jours d'été
1/2 tasse mangue congelée
1/2 tasse pêches congelées
1 banane
8 oz jus d'orange
2 cuil. table graines de lin
40 g. protéine à la vanille

Cette boisson *Crantini* est très rafraîchissante et excellente après avoir travaillé sous un soleil de plomb
1/2 tasse de framboises congelées
4 cubes de glace
8 oz jus de canneberges
8 oz yogourt aux framboises
40 g protéine

Le *Protéinaccino* pour les amateurs de café
2 cuil. thé de café instantané
5-6 cubes de glace
12 oz lait
2 cuil. table crème 35%
40 g protéine au chocolat

Tarte à la citrouille – excellent pour les températures froides, ou pour une boisson plus fruitée
1/2 tasse purée de citrouille
1 banane
8 oz yogourt à la vanille
2 cuil. table graines de lin
Pincée d'épice à tarte à la citrouille
4 oz lait
2 cuil. table crème 35%
40 g. protéine à la vanille

Gâteau au fromage à la cerise. Dois-je ajouter quelque chose ?
3/4 tasse cerises congelées
2 biscruits graham
1/2 tasse yogourt à la vanille
1/2 tasse fromage cottage
1 tasse lait
2 cuil. table graines de lin
40 g protéine à la vanille

Le (pas vraiment) *Bloody Mary* – Une version légèrement différente de la boisson populaire
16 oz de jus de légumes (V-8)
2 cuil. table d'huile d'olive
1 pincée de poivre
40 g protéine sans saveur

Tarte à la lime – Une autre boisson rafraîchissante don't le goût peut être modifié en changeant le jus/yogourt
2 oz jus de lime
2 biscuits graham
2 cuil. table de noix
1 contenant de yogourt à la lime
8 oz lait
40 g protéine à la vanille

Biscuit au beurre d'arachide – Qui n'aime pas les biscuits? Essayez ceci avec une protéine au chocolat pour une gâterie encore meilleure
1/3 tasse beurre d'arachide
1 banane
1/2 tasse fromage cottage
1/2 tasse yogourt
4 cubes de glace
8 oz lait
40 g protéine

Écorce Cerises-Amandes – Une boisson-repas bien épaisse
1 tasse cerises congelées
1/4 tasse beurre d'amande
6 oz yogourt aux cerises ou à la vanille
8 oz gruau
8 oz lait
40 g protéine

Masses et Mesures

"Mon Dieu d'Angleterre, s'il vous plaît, sortez-moi de ce mauvais pas. Si vous le faites, je vous promets d'épeler couleur correctement, et d'utiliser le système métrique pour chaque millilitre cube de sang dans mon... oh, je ne peux pas faire ça ! C'est trop con ! »
-Homer Simpson

Il y a beaucoup de mesures impliquées dans l'élaboration d'un plan alimentaire et de supplémentation, et parfois les unités de mesure peuvent devenir confondantes. Afin d'éviter d'avoir à deviner quoi que ce soit, voici une liste des conversions métriques/impériales les plus courantes dont vous aurez besoin, ainsi que quelques informations concernant le contenu en protéine d'aliments communs.

Masse :

1 Kilogramme (Kg) = 1000 Grammes (g)
1 Gramme = 1000 Milligrammes (mg)
1 Kilogramme ≈ 2.2 livres (lb) ≈ 35.3 Onces (oz)

Volume:

1 Litre (L) = 1000 millilitres (mL)
1 Litre ≈ 34 onces liquides (fl oz.) ≈ 2 Pintes ≈ 4 Tasses

Cuisson (U.S. et International):

1 Tasse = 8 fl oz. = 16 Cuillérées à table (cuil. table) = 48 cuillérées à thé
1 Cuillérée à table = 3 Cuillérées à thé
1 Cuillérée à table = 0.5 fl oz. ≈ 15 mL

Aliments et nutriments :

Huile
1 cuil. table = 15g

Glucides en poudre (exemple: sucrose, glucose)
1 cuil. table = 12g*
* (varie selon la grosseur du grain)

Portions de protéines

Aliment	Portion	Prot. (grammes)
Lait	8 oz	8g
Poitrine de poulet	4 oz	25g
Fromage cottage	8 oz.	30g
Oeuf (entier)	1	6g
Oeuf (blanc)	1	3.5g
Oeuf (jaune)	1	2.5g
Viande hachée	8 oz	40g
Boeuf grillé	8 oz	33.5g
Steak de surlonge	7 oz	30g
Saumon	4 oz	25g
Thon	6 oz	33g
Poitrine de dinde	4 oz.	32g

Glossaire

Protocole du 80 grammes de caséine – la pratique consistant à consommer une grande quantité de caséine avant un jeûne prolongé (comme lors du sommeil).

AMPK – *AMP-activated Protein Kinase*. C'est à dire le complexe de jeûne protéique. Un marqueur du niveau d'énergie cellulaire. Lorsqu'activé, l'AMPK indique qu'il y à peu d'énergie dans la cellule, ce qui désactive le processus anabolisant.

Effet d'accoutumance – c'est-à-dire résistance à la protéine – un processus par lequel notre corps devient résistant à la capacité des acides aminés ingérés de synthétiser de la protéine. Cet effet se produit lorsqu'il y à un niveau constant d'acides aminés dans le sang.

Anabolisant – processus requérant de l'énergie afin de construire des molécules plus grosses à partir de molécules plus petites. Fais habituellement référence à une substance ou une pratique qui entraîne la croissance musculaire.

Potentiel anabolisant – la capacité de quelque chose de stimuler la croissance musculaire. Un fort potentiel anabolisant indique une forte tendance à provoquer l'hypertrophie.

Tolérance aux glucides – la capacité du muscle d'absorber les glucides indépendamment des effets de l'insuline. Une zone tampon avant la sécrétion de l'insuline.

Volumisation cellulaire – ou, « la théorie de la cellule heureuse ». Une théorie stipulant que la quantité d'eau contenue dans une cellule est directement reliée à l'état de satiété nutritionnelle, qui enclenche le processus anabolisant.

Effet placebo dirigé – la perception qu'une substance inerte possède un effet physiologique, accentué par la croyance que la substance en question d'une fonction spécifique pour la substance en question.

DOMS - *Delayed Onset Muscle Soreness* (courbatures). La sensation de douleur qui se fait souvent sentir une ou deux journées après un entraînement en résistance. Cette douleur transitoire est le résultat d'une inflammation provoquée par le dommage musculaire suite à un l'entraînement et peut être associée à la croissance musculaire.

Hypertrophie (muscle) – croissance musculaire.

Protéine à vitesse intermédiaire – une protéine qui maintient un flot d'acide aminé d'une durée modérée. Par exemple : isolats et concentrés de *lactosérum.*

Supplément de surcharge – un type de supplément qui est initialement consommé en fortes doses afin de maximiser nos niveaux cellulaires de ce supplément (par exemple, la créatine et la bêta alanine). Après la phase de surcharge, une phase de maintenance (dose plus faible) et utilisée.

Sensibilité musculaire à l'insuline – la capacité avec laquelle nos muscles répondent à l'insuline. Une forte sensibilité est désirable pour la croissance musculaire et la santé.

Densité nutritionnelle – une mesure du contenu en calories ou en nutriments par volume d'aliment. Par exemple, un aliment à forte densité nutritionnelle contiendrait une grande quantité de calories tout en étant relativement petit.

Dommage oxydatif – dommage cellulaire/moléculaire induit par les radicaux libres. Ceci peut être mitigé par l'utilisation d'antioxydants, telle la vitamine C.

Mythe paradoxal – un fait véritable qui a été galvaudé au point que la signification originale est devenue erronée.

Effet pharmaceutique (des acides aminés) – la capacité des acides aminés et des protéines de stimuler la synthèse protéique peu importe l'état d'entraînement ou l'état hormonal. Le concept clef sur lequel l'Index d'Anabolisme se base.

Période stérile postentraînement – la période suivant immédiatement l'entraînement en résistance pendant laquelle l'effet pharmaceutique des acides aminés est nul. Une période de résistance à la protéine.

Fenêtre postentraînement – notion archaïque stipulant que suite à un entraînement en résistance, il existe une courte période pendant laquelle notre corps est plus sensible à l'utilisation des nutriments. Basé sur des données scientifiques périmées et non applicables, mais encore perpétuée par la majorité de l'industrie du *fitness*/culturisme.

Préparer la pompe – utiliser un protocole nutritionnel spécifique avant l'entraînement afin de maximiser la circulation sanguine, l'anabolisme et la congestion musculaire

Résistance à la protéine – une période au cours de laquelle nos muscles répondent moins bien à l'effet pharmaceutique de la protéine. Cela se produit pendant la période stérile postentraînement ainsi que lors d'un flot stable et constant d'acides aminés dans le sang.

Sensibilité à la protéine – état dans lequel nos muscles sont plus sensibles à l'effet pharmaceutique des protéines. Les jours suivants l'entraînement en résistance sont un exemple d'un tel état.

Point de saturation – moment où nos muscles sont remplis d'une substance donnée, telles la créatine ou la bêta alanine. Le point où la phase de surcharge est terminée et où la phase de maintien commence.

www.ingramcontent.com/pod-product-compliance
Lightning Source LLC
Chambersburg PA
CBHW080333270326
41927CB00014B/3201